含章 11
新实用

阅读图文之美 / 优享健康生活

U0301177

图解

女性医学
速查全书

于 松　于雅婷　编著

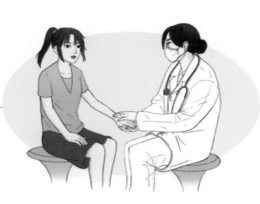

江苏凤凰科学技术出版社·南京

图书在版编目（CIP）数据

图解女性医学速查全书 / 于松，于雅婷编著. —— 南京：江苏凤凰科学技术出版社，2022.2（2022.8重印）

ISBN 978-7-5713-2574-9

Ⅰ.①图… Ⅱ.①于… ②于… Ⅲ.①妇女保健学② 妇产科学 Ⅳ.①R173②R71

中国版本图书馆CIP数据核字(2021)第251360号

图解女性医学速查全书

编　　　著	于　松　于雅婷
责 任 编 辑	汤景清　向晴云
责 任 校 对	仲　敏
责 任 监 制	方　晨

出 版 发 行	江苏凤凰科学技术出版社
出版社地址	南京市湖南路 1 号 A 楼，邮编：210009
出版社网址	http://www.pspress.cn
印　　　刷	天津丰富彩艺印刷有限公司

开　　　本	718 mm×1 000 mm　1/16
印　　　张	13.5
插　　　页	1
字　　　数	310 000
版　　　次	2022 年 2 月第 1 版
印　　　次	2022 年 8 月第 2 次印刷

标 准 书 号	ISBN 978-7-5713-2574-9
定　　　价	45.00 元

图书如有印装质量问题，可随时向我社印务部调换。

聆听身体的声音 关爱女性健康

　　女性由于自身特殊的生理特点，要经历经、带、胎、产等各种生理过程，如何安全、健康地度过这些时期，是每位女性都关心的问题，但很多女性总是羞于咨询妇产科医生，最终有可能导致不可挽回的严重后果。

　　国家癌症中心发布的《2019 年全国癌症报告》显示，女性首位发病癌症为乳腺癌，每年发病人数约为 30.4 万，而这还不包括患乳腺增生、乳腺炎等其他乳腺疾病的人数；约每 4 位女性当中就会有 1 位女性子宫出现问题，无论是子宫肌瘤、宫寒、难以受孕，还是子宫问题引起的痛经、白带异常等各种妇科疾病，都严重威胁女性健康；约 70% 的女性在 45 岁左右会遭受更年期的困扰，出现更年期燥热、眩晕及心悸等症状。这些健康问题都对女性的生活造成了或大或小的影响。

　　倘若每位女性身边都能有一位专业的医生指导，及时帮助她们解决各种生理和心理上的烦恼，那么每位女性都能拥有健康的身体和阳光的生活，这便是本书编写的初衷。

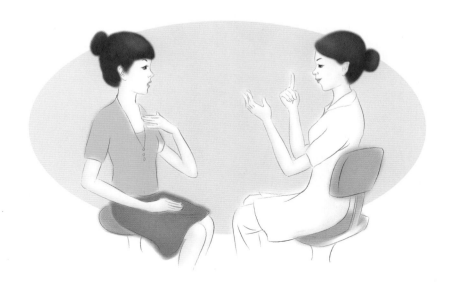

本书涵盖了每位女性都会关心的健康问题，用形象的插图，浅显易懂的语言，将晦涩难懂的医学知识讲解清楚，让每一位读者都能轻松学习，真正解决自身的健康问题。

全书分别介绍了女性的身体构造，女性不可不知的避孕知识、怀孕与生产，女性不可逾越的更年期，以及对女性有重要意义的妇科检查。除此之外，还针对女性日常生活中常见的健康问题、心理疾病及妇科疾病等进行了详细的讲解，不仅深入浅出地解释了每种疾病的症状和原因，还用轻松活泼的图解形式介绍了行之有效的日常护理、检查和治疗方法。

本书在每节都设立了一个专栏，对女性朋友可能会提出的问题进行了详细、实用的解答，同时纠正一些错误的观念和做法，让"难言之隐"不再成为威胁女性健康的"杀手"。

在生活节奏日渐加快的今天，不妨认真聆听身体发出的声音，希望这本《图解女性医学速查全书》能成为每位女性的"私人医生"。

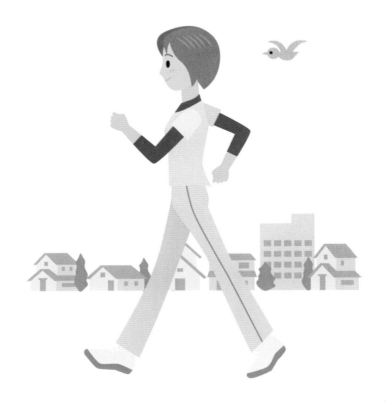

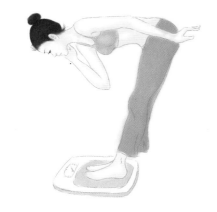

做幸福女人，
从了解身体开始

健康而富有美感的乳房 / 9

乳房需要用一生温柔呵护 / 10

令人担忧的乳房肿块 / 12

为什么乳房会又胀又痛 / 13

负有使命感的外生殖器 / 14

担当生育重任的内生殖器 / 16

让女人散发魅力的雌性激素 / 18

敏感又矫情的"大姨妈" / 20

"大姨妈"怎么还不来 / 22

经期长短好像不正常 / 23

不明原因的月经量过多 / 24

月经量少得可怜 / 26

让女孩从青涩到成熟的白带 / 28

最近白带有些异常 / 30

无法忍受的私处瘙痒 / 32

令人尴尬的私处异味 / 33

来势汹汹的更年期 / 34

更年期离你有多远 / 36

更年期综合征的典型症状 / 38

打响"身体保卫战" / 40

健康生活，远离"三高" / 42

绽放生命中的第二次美丽 / 44

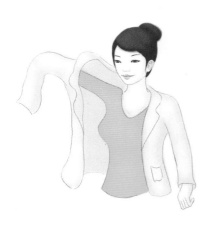

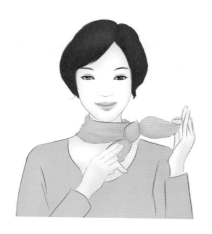

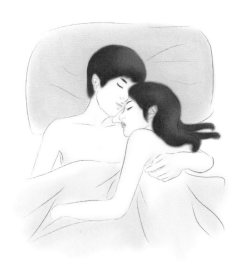

让妇检成为你的"护身符"

镜子就是你的私人医生 / 46

聪明女人懂得量体重知健康 / 48

不必害羞的外生殖器自检 / 50

让乳房终身美丽的乳房自检 / 52

最能了解身体的月经自检 / 54

白带自检项目早知道 / 56

自测基础体温，与身体对话 / 58

打开心结，定期妇检 / 60

选对医院，摆脱恐惧 / 62

做足准备，安心应对妇检 / 64

问诊内容早知道 / 66

妇检项目全攻略 / 68

迈出妇检第一步 内诊检查 / 70

必须要做的妇检 乳房检查 / 72

轻松看懂化验单 / 74

"性"福婚姻，做幸"孕"妈妈

婚姻是恋爱最好的归宿 / 76

性是真情的流露 / 78

爱他，从了解他的身体开始 / 80

避孕也是表达爱意的方式 / 82

避孕套不是避孕的唯一选择 / 84

低剂量避孕药的小妙用 / 86

从容应对意外怀孕 / 88

告别不孕，做幸"孕"妈妈 / 90

精子与卵子的浪漫邂逅 / 92

向三口之家迈进 "备孕革命" / 94

充满期待的初次产前检查 / 96

孕期发生的奇妙变化 怀孕初期 / 98

孕期发生的奇妙变化 怀孕中期 / 100

孕期发生的奇妙变化 怀孕后期 / 102

孕妈妈的"孕"律 饮食篇 / 104

孕妈妈的"孕"律 运动篇 / 106

临产阶段，全面"备战" / 108

痛并快乐的生产过程 / 110

重现孕前的美丽身姿 / 112

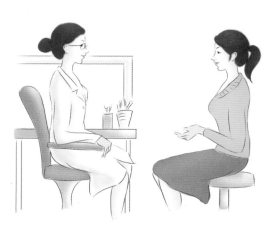

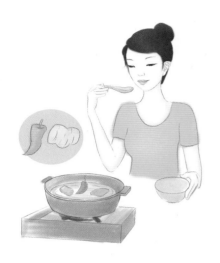

日常生活中的小困扰

磨牙 / 114

打呼噜 / 115

尿频 / 116

排尿时感到疼痛 / 117

头晕 / 118

疲劳感 / 119

起床困难 / 120

不易入睡 / 121

口臭 / 122

脚臭 / 124

腋臭 / 126

脱发 / 128

痔疮 / 130

便秘 / 132

腹泻 / 134

尿失禁 / 136

非经期小腹痛 / 138

头痛 / 140

肩膀酸痛 / 142

腰痛 / 144

手脚发凉 / 146

水肿 / 148

青春痘 / 150

压力是心理疾病的元凶 / 152

自主神经功能失调症 / 154

失眠 / 156

摄食障碍 / 158

依赖症 / 160

恐慌症 / 162

创伤后应激障碍 / 164

过度换气 / 165

肠易激综合征 / 166

过分焦虑 / 167

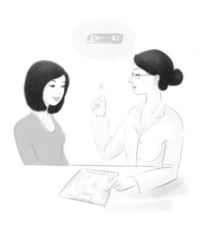

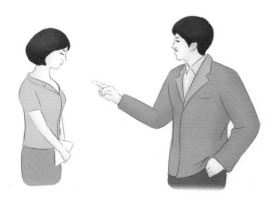

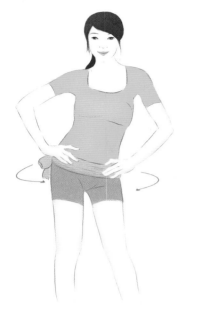

常见的妇科疾病

经前期综合征 / 168

痛经 / 170

月经不调 / 172

乳腺纤维瘤 / 174

乳腺增生 / 176

乳腺炎 / 177

乳晕炎、乳头炎 / 178

乳腺导管内乳头状瘤 / 179

阴道炎 / 180

外阴炎、外阴溃疡 / 182

巴氏腺炎、巴氏腺囊肿 / 183

卵巢肿瘤 / 184

多囊卵巢综合征 / 186

子宫肌瘤 / 188

子宫内膜异位症 / 190

子宫腺肌症 / 192

子宫脱垂 / 194

子宫畸形 / 195

子宫颈息肉 / 196

宫颈炎 / 197

宫颈柱状上皮异位 / 198

子宫内膜炎 / 199

子宫附件炎 / 200

盆腔腹膜炎 / 201

艾滋病 / 202

乳腺癌 / 204

宫颈癌 / 208

子宫内膜癌 / 211

卵巢癌 / 214

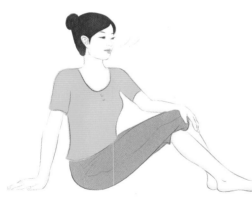

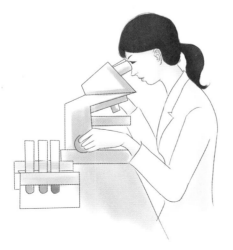

做幸福女人，从了解身体开始

健康而富有美感的乳房

乳房不仅是女性的第二性征，也是女性美的标志，更是母亲哺育后代的"天然奶瓶"。因此，我们不仅要了解乳房的结构、功能，还要知道如何细心呵护，才能让自己的乳房既健康又富有美感。

本节名词

❶ 乳头

乳头是乳房的一部分，拥有两大功能：一是适当的乳头外观可以衬托出乳房的美感；二是用于哺乳下一代。

❷ 乳晕

乳晕是乳头周围皮肤色素沉着较深的环形区，直径为 3 ~ 4 厘米。乳晕的颜色因人而异，一般来说，青春期呈玫瑰红色，妊娠期和哺乳期颜色加深，呈深褐色。

关爱乳房，从了解结构开始

乳房由皮肤、皮下脂肪、肌肉、乳腺、乳头❶及乳晕❷等构成，是女性独有的器官。乳房中有 90% 的脂肪组织和 10% 的乳腺组织。乳腺是制造并输出乳汁的分泌腺，包含着长得像一串串葡萄的乳腺叶和树枝状的乳腺管。乳腺管汇聚在一起形成较粗的管状结构，延伸至乳腺开口部。

女性一生中乳房的变化

幼儿期 幼儿期时，乳房中的乳腺组织尚未开始发育，胸部平坦无隆起，只有乳头。

青春期 月经来潮之前，乳房便开始发生变化。雌性激素和黄体素开始分泌，脂肪渐渐在乳头附近聚集，乳管组织和乳腺叶开始发育，乳房渐渐隆起。

成熟期 进入成熟期，乳腺组织发育成熟，乳房中含有大量的脂肪组织，隆起呈圆弧形。

老年期 随着雌性激素分泌量的减少，乳腺叶渐渐萎缩，乳房随之变小。由于弹性纤维的减少，乳房还会出现松弛下垂的现象。

女性一生中乳房的变化

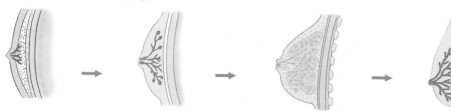

幼儿期（0 ~ 8 岁）
胸部平坦无隆起，只有乳头。

青春期（8 ~ 18 岁）
乳腺组织和乳腺叶开始发育，乳房渐渐隆起。

成熟期（18 ~ 45 岁）
乳腺组织发育成熟，含有大量的脂肪，隆起呈圆弧形。

老年期（45 岁之后）
乳腺叶渐渐萎缩，乳房随之变小，出现松弛下垂的现象。

乳房需要用一生温柔呵护

在特定时期，女性的乳房也会发生变化，如月经前后乳房会出现肿胀到复原的变化。乳房非常娇贵，稍不留神就会出现各种问题，本节教你如何温柔呵护它们，拥有健康迷人的乳房。

本节名词

❶ 泌乳激素

泌乳激素由脑垂体分泌，可作用于乳腺组织，使其产生乳汁。

❷ 催乳素

催乳素由脑垂体分泌，可引发子宫收缩，刺激乳汁从乳头流出。

❸ 血液循环

血液循环指血液在心血管系统中按一定方向周而复始的流动过程。血液循环的主要功能是保证机体新陈代谢的正常进行。

乳房知道身体的秘密

月经前乳房的变化

月经前，女性体内的雌激素会发生变化，黄体素开始旺盛分泌，这会导致乳腺叶和乳腺管肿胀，进而造成乳房的整体肿胀，有时甚至会出现胀痛感。

怀孕后乳房的变化

怀孕期间，女性体内的雌激素和黄体素有抑制泌乳激素❶的作用，从而抑制乳汁的分泌。生产后，女性体内的雌激素和黄体素急剧减少，泌乳激素占主导地位，对乳腺叶发挥作用，使其制造大量乳汁。当婴儿吸吮乳头时便会刺激母体产生催乳素❷，使乳汁从乳头流出。

温柔呵护乳房，告别下垂外扩

具有丰胸功效的食物可以促进乳房的第二次发育，让乳房丰满、挺拔、富有弹性，青木瓜、猪蹄、大豆、花生、红枣、芝麻等都是不错的选择。

合适的文胸可促进乳房的血液循环❸，对乳房有一定的保健作用。选择文胸时，要考虑尺寸、款型、材质等因素。

经常对乳房进行温柔的按摩，可以促进乳房的血液循环，预防各种乳房疾病。同时还可以改善乳房变形、外扩等问题。

你知道吗？

乳房越大，分泌的乳汁就越多吗？

乳汁分泌量的多少和乳房大小没有关系，并不是乳房越大的人，乳汁分泌得就越多，同理，乳房小的人乳汁分泌得也不一定少。乳房的大小取决于乳房内部的脂肪组织，乳汁的分泌量却取决于乳房内部的乳腺结构。有些人乳房很大，但乳腺组织却不发达，乳汁便分泌得少；而有些人乳房虽然较小，但乳腺发育良好，乳汁就特别丰富。

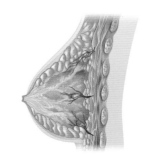

不选贵的，只选对的

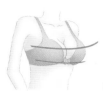

上胸围

自然站立，乳房隆起最高处水平一周的距离。

下胸围

自然站立，乳房下缘根部水平一周的距离。

国际尺码	美式尺码	下胸围（厘米）	上下胸围差（厘米）
70A	32A	68～72	≤10
70B	32B		10～12.5
70C	32C		12.5～15
70D	32D		15～17.5
75A	34A	73～77	≤10
75B	34B		10～12.5
75C	34C		12.5～15
75D	34D		15～17.5
80A	36A	78～82	≤10
80B	36B		10～12.5
80C	36C		12.5～15
80D	36D		15～17.5
85A	38A	83～87	≤10
85B	38B		10～12.5
85C	38C		12.5～15
85D	38D		15～17.5
90A	40A	88～92	≤10
90B	40B		10～12.5
90C	40C		12.5～15
90D	40D		15～17.5

正确穿文胸，贴心呵护乳房

（1）两手臂穿过文胸肩带，将其挂在双肩，双手托住罩杯下方。

（2）身体前倾，使乳房完全套进罩杯内，扣好文胸。

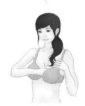

（3）扣好文胸后，一手抓住同侧肩带，另一只手将腋下及上部胸肌和脂肪拢进罩杯内，另一侧同样操作。

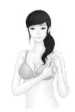

（4）调整左右肩带，松紧度以伸进一指为宜，使之不会太紧或太松。

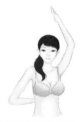

（5）检查文胸钢圈是不是在乳房根部，伸直胳膊看看文胸会不会滑动，如果没问题，就穿好了。

温柔按摩，快乐丰胸

乳房按摩的最佳时间是洗澡后。胸部涂抹适量的胸部保养品，如天然丰胸霜，再进行按摩，效果更佳。

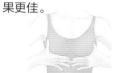

（1）双手虎口包住胸下围，由外向内推按。

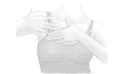

（2）双手四指（除拇指外）指腹由胸下围往上轻拍至胸上围处，反复操作。

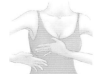

（3）双手四指（除拇指外）指腹有节奏地由下往上交替轻拍胸下围。

（4）双手虎口置于乳房两侧，稍稍用力往前挤压与按压。

令人担忧的乳房肿块

如果突然发现自己的乳房中长出了一个硬块，确实是一件令人担忧的事情，有些女性朋友甚至担心"我不会是得了乳腺癌吧"。其实，乳房肿块也有良性和恶性之分，见到乳房肿块，不一定就是乳腺癌的症状。一旦发现有乳房肿块，最好及时到医院的乳腺外科进行检查。

关联病症

乳腺增生、乳腺纤维瘤、乳腺癌。

乳房肿块的三大病因

乳房肿块最常见的病因为乳腺增生，其次为乳腺纤维瘤，最为严重的是乳腺癌。建议女性朋友们每年至少要到医院进行 1 次乳腺检查，而每个月 1 次的乳房自检也同样重要。

乳腺增生

乳腺增生是指一侧或双侧乳房长有乳房肿块，伴有疼痛，乳头会有少量分泌物产生。月经来临前，疼痛程度会加剧，硬块也会变大，症状在月经开始后减轻。这类肿块属于良性的，症状严重时需接受治疗。

乳腺纤维瘤

用手触碰时，乳腺纤维瘤的硬块会移动，有长 1 个硬块的情况，也有长 2 ~ 3 个的情况，通常无疼痛感。硬块从豆粒般大小至鹌鹑蛋大小不等。此病易发于 20 ~ 30 岁的年轻女性。这类乳房肿块属于良性。

乳腺癌

乳腺癌的硬块通常坚硬且呈现不规则形状，乳头会有血性分泌物产生。出现这类情况时最好不要自己随意判断，及时到医院的乳腺外科进行检查。如果真的患了乳腺癌，及早发现，及早治疗，治愈率会大大提高。

轻松解决

强健乳房 & 增大胸围的乳房保健操

乳房的保健应该从日常着手，做好预防。除了前文提到的"温柔按摩，快乐丰胸"按摩方法，还可以试着做强健乳房肌肉的保健操。这套保健操简单易行，不但可以强健乳房，长期坚持还有增大胸围的功效。具体操作方法如下：

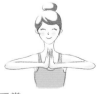

对压手掌
双手在胸前合十，对压 5 秒钟后，放松，重复 10 遍。

紧握小臂
双手紧握小臂，双臂与肩同高，用力拉不要松手，重复 10 遍。

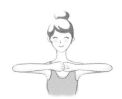

手指互勾
手指互勾，双臂与肩同高，用力拉不要松手，重复 10 遍。

为什么乳房会又胀又痛

很多女性都有月经来临前乳房又胀又痛的经历。这种症状通常会在月经开始后有所减轻，不用过分担心；但如果乳房胀痛长时间无法缓解，甚至有越发严重的趋势，或者出现乳房肿块、乳头变形时，不可小觑，一定要及时就医。

关联病症

乳腺癌、乳腺增生、乳腺纤维瘤、经前期综合征（PMS）。

乳房胀痛的五种情况

青春期——乳房发育进行时

女性在青春期时会出现乳房胀痛，这是因为乳腺组织在这段时间受大量分泌的雌性激素影响，开始发育，导致乳房产生不适感。

经期前——月经要造访

经期前，女性体内雌性激素分泌量的增加，同样会导致乳腺组织异常活跃，乳房会出现发胀、发硬，触碰有疼痛感等症状。

孕期——怀孕的特征之一

女性在怀孕 40 天左右，会出现乳房胀痛。这是因为体内雌激素、孕激素分泌量的增加，导致乳腺组织增大。

哺乳期——乳汁流出不畅

处于哺乳期，尤其是刚生产不久的女性容易出现乳房胀痛。这是由于乳汁流出不畅，充满整个乳房导致的，有时还会引起乳房炎症，即成乳腺炎。

妊娠中断——乳房发育突然停止

妊娠中断会使得体内激素水平突然下降，刚刚发育的乳房突然停止发育，从而导致乳房胀痛。

轻松解决

缓解乳房胀痛小妙招——蓖麻油热敷

蓖麻油中含有一种可以促进各种感染复原和缓解疼痛的物质。因此，可以用蓖麻油热敷乳房来缓解胀痛。

具体操作方法如下：先取一块棉布折成 4 层，将蓖麻油滴在棉布上（以棉布浸湿但不会淌出蓖麻油为宜）。然后患者平躺，将棉布敷在一侧乳房上，再覆盖一层塑料膜，最后放上热敷袋，热敷 1 小时，另一侧乳房重复同样的操作。注意热敷袋的温度不要过高，以防烫伤乳房，温度以自己能够耐受的程度为宜。

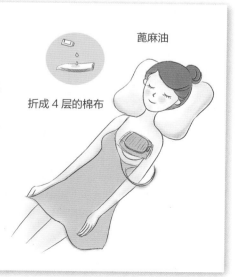

蓖麻油

折成 4 层的棉布

负有使命感的外生殖器

女性与男性在身体上最大的区别就是生殖器官的不同。传统观念里，人们往往将女性的生殖器官与丑陋、污秽等贬义词联系起来，其实这种想法是错误的，我们应该爱护和关心这个特有的"神秘地带"。

外生殖器的构造及功能

女性的生殖器官❶大体上分为两类：一类是裸露在身体外部，肉眼可见的外生殖器；另一类则是藏在身体内部的内生殖器。

首先介绍一下女性的外生殖器。女性的外生殖器主要包括阴阜、大阴唇、小阴唇、阴蒂和前庭。

忠诚的大阴唇

位于阴道左右两侧的两片厚皮肤褶皱就是大阴唇。未生产女性的大阴唇自然状态下呈闭合状态，就像忠诚的卫士一样保护着内侧的小阴唇、尿道口和阴道口。女性产生性冲动时，大阴唇则会打开。

成熟期女性的大阴唇外侧长有阴毛，性兴奋时会充血鼓起。

敏感的小阴唇

位于大阴唇内侧的两片薄皮肤褶皱就是小阴唇。小阴唇表面无阴毛，光滑而富有弹性。由于小阴唇中含有丰富的神经纤维❷，因此非常敏感，受到性刺激时会明显充血肿胀。两腿并拢时，小阴唇会自然合拢，以保护阴道口和尿道口不受到外部的摩擦，同时防止外来细菌的侵袭。

你知道吗？

第一次性交真的会流血吗？

影视作品中常以床单上的点点血迹来暗示女人告别处女的身份，事实上，并不是所有女性第一次性交时都会流血。第一次性交时，如果位于阴道口的处女膜❸破裂，便会导致阴道口流血，而随着以后性生活的增多，阴道口逐渐变大，便不会再流血，处女膜也便消失了。但是有些女性的处女膜弹性较好，在第一次性交时也不会出现流血的情况。

女性生殖器的构造

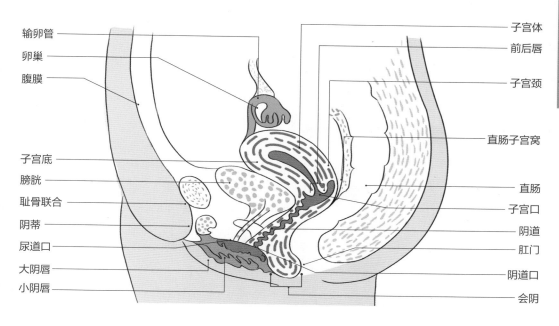

输卵管
卵巢
腹膜

子宫底
膀胱
耻骨联合
阴蒂
尿道口
大阴唇
小阴唇

子宫体
前后唇
子宫颈
直肠子宫窝
直肠
子宫口
阴道
肛门
阴道口
会阴

女性外生殖器的构造

阴阜

　　青春期女性发育时此处会长出阴毛，呈倒三角形分布。

尿道口

前庭

　　尿道口下方，呈舟形，上有阴蒂和尿道口。

大阴唇

小阴唇

阴道口

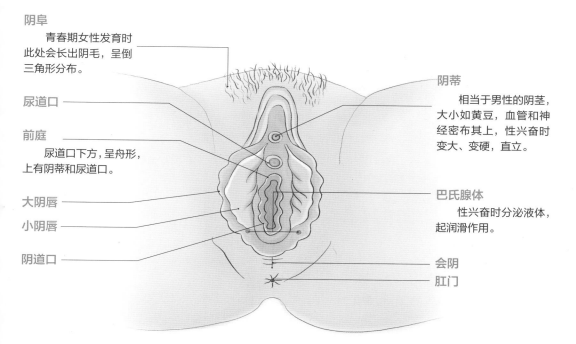

阴蒂

　　相当于男性的阴茎，大小如黄豆，血管和神经密布其上，性兴奋时变大、变硬，直立。

巴氏腺体

　　性兴奋时分泌液体，起润滑作用。

会阴
肛门

担当生育重任的内生殖器

女性的内生殖器官主要包括子宫、输卵管、卵巢和阴道。从卵巢中的成熟卵子与精子在输卵管中合二为一开始，到胎儿在子宫中慢慢发育成长，最后经由阴道产出为止，内生殖器都担当着重任。

孕育新生命的子宫

从受孕到生产，胎儿待在子宫内，子宫就像温暖而舒适的床一样孕育和保护着胎儿。子宫位于阴道上方，两侧骨盆❶中央，由左右两侧韧带支撑，如鸡蛋般大小，外侧括约肌❷厚达 1 ~ 3 厘米，可自由伸缩。怀孕时，子宫会随胎儿的生长而变大，直径可达 30 ~ 35 厘米。生产时，子宫自动收缩，将胎儿挤出阴道。

子宫内侧的子宫内膜受雌激素和黄体素的影响，每月会周期性地出现增殖和脱落，然后形成月经。

运送受精卵的输卵管

输卵管是由子宫底部延伸形成的管状结构，长 7 ~ 12 厘米，是受精卵结合的场所，也是运送卵子、精子和受精卵的通道。输卵管从内向外分为间质部、峡部、壶腹部及前部扩大成漏斗状的伞部，伞部可以捕捉到从卵巢内排出的卵子。精子与卵子的结合发生在输卵管的壶腹部。输卵管的内壁有很多褶皱，皱襞的蠕动可以将捕捉到的卵子或受精卵送往子宫。

聚集卵原细胞的卵巢

卵巢位于子宫两侧输卵管末端，由韧带约束，如拇指般大小。卵巢内聚集着数百万个卵原细胞❸。成熟期的女性，每个月都会有卵原细胞在卵巢中发育，但通常只有一个可以发育成熟并排出，即排卵现象。

你知道吗？

女性的生殖器都长得一样吗？

并不是每位女性的生殖器都长得一样，大阴唇、小阴唇的形状、大小，甚至颜色，都有些许的差异。不光外生殖器不一样，每个女性的内生殖器也存在着差异，女性朋友对此不必过于在意。

内生殖器在体内的居所

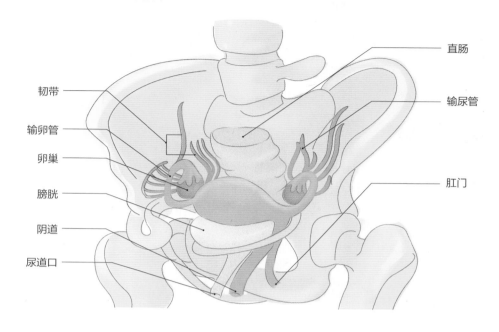

韧带

输卵管

卵巢

膀胱

阴道

尿道口

直肠

输尿管

肛门

内生殖器的正面剖析图

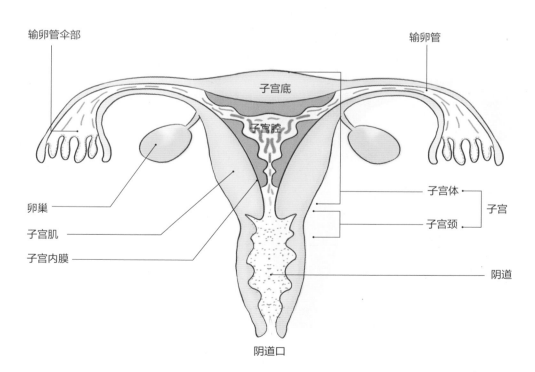

输卵管伞部

输卵管

子宫底

子宫腔

卵巢

子宫肌

子宫内膜

子宫体

子宫颈

子宫

阴道

阴道口

17

让女人散发魅力的雌性激素

雌性激素是维持经、带、胎、产等女性特有功能必不可少的物质，它在维持女性身心健康的同时，还能让女性身材丰满，变得女人味十足，让女性散发独特的魅力。

本节名词

❶ 卵泡

卵泡由卵巢皮质内的一个卵母细胞和其周围许多小型卵泡颗粒细胞组成。被选择的优质卵泡能够合成足够量的雌激素，并将营养物质输送给卵母细胞，促进其发育成熟，卵泡破裂后排出卵子。

❷ 卵泡刺激素（FSH）

卵泡刺激素可以维持卵巢的功能，促使卵原细胞发育，促进雌激素的分泌。

❸ 黄体刺激素（LH）

排卵前，黄体刺激素会迅速分泌以促进排卵，然后将排出的卵子变成黄体。

女人独自享有的雌性激素

激素是调节人体生长、发育、繁殖等生理活动的物质，它由内分泌腺分泌，通过血液循环到达需要调节的目标脏器，对其功能进行调节。下丘脑、脑垂体、甲状腺、胰腺等会分泌男性和女性共有的激素，雌激素则由女性的卵巢分泌，雄性激素由男性的睾丸分泌。人体分泌的激素多达 40 种以上，而在雌性激素中对女性最重要的就是卵巢分泌的雌激素和黄体素。睾

女人魅力的两大源泉——雌激素 & 黄体素

雌激素可以维护女性的机体健康，具有抑制胆固醇增加，保持肌肤嫩滑，使骨中钙质聚集让骨骼变结实等作用。在月经周期内，雌激素的分泌量会随着卵泡❶的发育而逐渐增加，在排卵时达到最高值，之后逐渐减少，直到月经期再次到来。雌激素可以使子宫内膜增厚，排卵前子宫颈管的分泌液增加，精子便更加容易进入子宫。

黄体素在排卵前开始增加，在排卵后开始分泌，使子宫内膜产生变化，让受精卵容易着床，帮助卵子成功受孕。受精卵在子宫内着床后，黄体素会继续分泌，帮助子宫维持适宜胎儿发育的环境。如果受孕没有成功，黄体素的分泌量会在 2 周内减少，增厚的子宫内膜开始脱落，形成月经。由于黄体素分泌量在月经周期内的变化，身体还会表现出一些症状，如月经前脸上容易长痘痘，性欲大增；基础体温在排卵后升高，经期时又下降等。

你知道吗？

女性体内有雄性激素吗？

事实上，女性体内是存在雄性激素的，这个答案也许会让很多人大吃一惊。女性卵巢中的卵原细胞会产生雌性激素，同时也能分泌少量的雄性激素。女性体内的雄性激素可以起到维持正常性欲、稳定情绪及保持记忆力的作用。

月经周期内雌性激素分泌量的变化

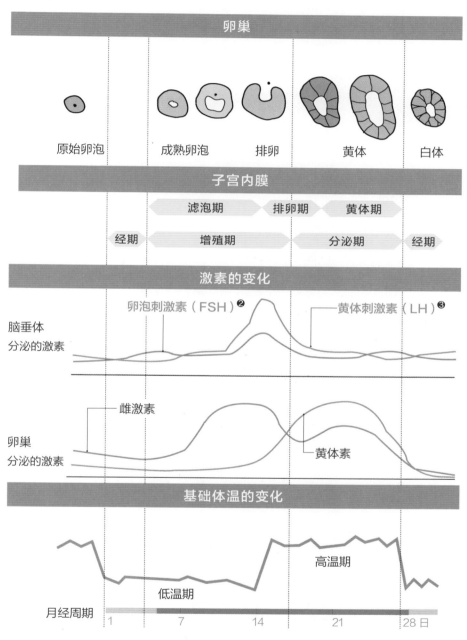

月经开始后，黄体素分泌量减少，基础体温进入低温期。

排卵结束后，黄体素开始迅速分泌，基础体温进入高温期。如果受孕成功，体温会维持在高温期；反之，则进入经期，体温将重新回到低温期。

敏感又矫情的"大姨妈"

月经是指周期性阴道排血或子宫出血的现象，是女性特有的生理现象。虽然月经让不少女性朋友为之头疼，但正常的月经是女性受孕和生产的必要条件，也是衡量女性健康的标准。

女性特有的月经

卵巢大约1个月会出现1次排卵❶现象。如果这时排出的卵子恰好与精子结合形成受精卵❷，就代表进入了受孕阶段。这时，子宫内膜便会变厚，形成适合受精卵进入子宫着床的状态。如果卵子受精没有成功，增厚的子宫内膜便不再需要，就会剥落排出体外，形成月经。

月经给予女性的特殊优待

受孕的第一信号

通常，育龄期的女性有过性经历，月经超过正常周期10天以上未来，就要考虑自己是不是怀孕了，可以通过验孕棒或到医院检查进行进一步确认。

身体隐藏疾病的暗号

月经量多或量少，月经时的腹痛、头痛等各种不适症状都有可能是在提醒你，身体正隐藏着某些疾病，应尽快进行检查。

排出过量铁的捷径

如果患有铁元素代谢失调类疾病，例如被称为血色素沉着症的遗传性疾病，患者体内会积聚多余的铁，而月经可排出体内过量的铁。

造血系统特有的锻炼

月经导致机体经常性地失血和造血，对女性的造血系统是一种特有的锻炼，可让女性在意外失血时更快地制造出新的血液。

你知道吗？

经期可以游泳吗？

不推荐经期游泳。首先，从个人卫生来讲，公共游泳池里的水含有细菌微生物，经期游泳可能会导致细菌侵入体内，引起妇科疾病。其次，从个人礼节来讲，经期出血量多时，即使使用卫生巾，也可能会有经血溢出的情况，这对其他人是不礼貌的行为。

月经形成的过程

滤泡期（低温期）

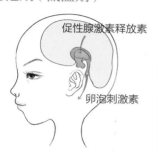

下丘脑分泌促性腺激素释放素（GnRH）刺激脑垂体，使脑垂体分泌卵泡刺激素（FSH）。

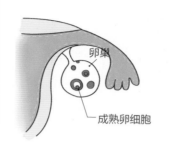

卵泡刺激素会刺激卵巢内的数个卵原细胞开始发育，其中1个可发育为成熟的卵细胞。

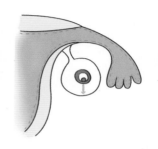

卵巢内的成熟卵细胞会分泌雌激素。

滤泡期（低温期）

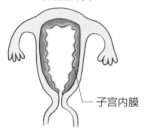

雌激素发挥作用，使子宫内膜增厚。

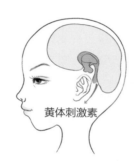

雌激素达到一定量后，卵泡刺激素分泌量开始减少，黄体刺激素（LH）开始分泌。

排卵期

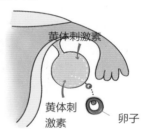

黄体刺激素发挥作用，促使成熟的卵子从卵泡中溢出（排卵）。

黄体期（高温期）

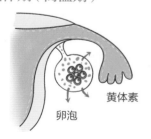

卵子溢出后，残留下来的卵泡变为黄体，并开始分泌黄体素。

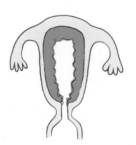

黄体素发挥作用，子宫内膜开始变厚，变柔软，来"欢迎"受精卵的着床。

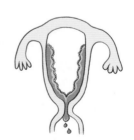

排卵后，如果卵子与精子相遇结合成受精卵，并进入子宫着床，则表示受孕成功。如受孕没有成功，黄体则会萎缩，黄体素也会停止分泌。

"大姨妈"怎么还不来

月经虽然是一件麻烦的事情,但是如果它"闹脾气",不在每个月的固定时间段出现,也是一件让女性头疼的事情。如果你的月经一直很正常,可突然从某个月开始月经不再出现,首先你应该考虑自己是不是怀孕了,如果不是怀孕,超过 3 个月还没有来月经,那就应该及早去医院妇科进行检查,找出原因,尽快让月经恢复正常。

关联病症

压力、月经不调、卵巢发育不全、生殖器官发育不全、饮食不合理。

压力和过度减肥是罪魁祸首

除怀孕外,导致突然停经的原因主要有以下几个:高强度的压力、过度减肥、饮食结构不合理、过度运动、服用避孕药或流产等。

对于现代女性来说,压力和过度减肥是主要原因。压力会使女性体内的雌性激素分泌不足,导致停经,还会伴有气色不好、皮肤粗糙、失眠、健忘、浑身疲倦等症状;过度减肥则主要表现在节食上,节食会使女性体内缺乏蛋白质等人体必需的营养物质,导致雌性激素无法正常分泌,从而引发突然停经。

18 岁后,月经依然没有来

女性的初潮一般出现在 10 ~ 16 岁,平均年龄为 12 岁左右。但如果超过 18 岁依然没有来月经,就有可能患上了原发性无月经症。原发性无月经症是由于染色体发育异常,卵巢先天发育不全,或者生殖器官先天发育不全造成的。女孩子一旦发生这种情况,妈妈一定要及早带去医院做妇科检查,进行治疗。如果放任不管,极有可能造成终身的遗憾。

轻松解决

月经调理能手——高蛋白食物

调理因过度节食减肥和饮食结构不合理造成的月经不调,一定要改掉偏食、挑食的习惯,多食用蛋类、牛奶、瘦肉、鱼类等高蛋白的食物,以及蔬菜和水果,保证人体摄入充足的营养物质。此外,要保持心情愉快,注意休息,避免高强度的精神压力、紧张等不良情绪的刺激。适当的运动可以促进气血的正常运行,增强体质,调理月经。

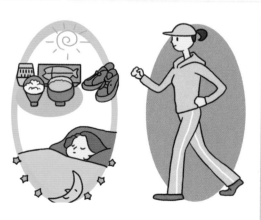

吃好、睡好　　　　适量运动

经期长短好像不正常

正常经期为 3 ~ 7 天，月经量会在第 4 ~ 5 天开始逐渐减少。经期超过 7 天且经血没有减少趋势的经期过长现象，以及经期少于 3 天且月经量非常少的经期过短现象，是不正常的。这些现象都代表身体出现了某种问题，应尽早去医院妇科进行检查，以免延误病情。

关联病症

经期过短：无排卵月经、卵巢功能不全。

经期过长：子宫肌瘤、子宫腺肌症、子宫内膜息肉、卵巢功能不全、异常出血。

经期过长小心潜藏疾病

如果经期超过 7 天，但月经量随着天数增多而逐渐减少，每次的出血量在正常范围之内，则属于正常现象，不用过分担心。但如果经期持续 7 天以上，同时伴有月经量持续增加的情况，或者经期超过 7 天，后期淋漓不尽至 10 天以上的情况，就属于经期过长。经期过长时，身体可能潜藏了某种疾病，例如子宫肌瘤、子宫腺肌症等，这时应及早去医院妇科检查确诊。

经期过短当心无排卵

如果月经在 3 天内结束了，且伴有月经量少的情况，就属于经期过短，这也是身体出了某种状况的表现。其中，最应该警惕的是无排卵现象。女性如果没有排卵，则代表无法怀孕，所以经期过短也是导致不孕的症状之一。

我们可以通过测量基础体温来确认是否有排卵现象。如果测得的基础体温曲线呈现持续低温，没有高温期和低温期的区分，那么可能代表身体并没有排卵。不过，即使测得有排卵现象，经期过短也可能是卵巢功能低下造成的，最好去医院妇科进行检查。

轻松解决

调经养血的特效穴位——三阴交穴

位于脚内踝正上四横指宽处的三阴交穴调经养血的功效尤为突出，对调理痛经、月经不调等与月经相关的病症具有显著的效果。经期不正常的女性可以通过经常按摩三阴交穴来使经期恢复正常。

按摩三阴交穴的具体方法是：一手大拇指指尖垂直按压三阴交穴，每天早晚各进行 1 次，每次左右两侧各按揉 1 ~ 3 分钟。穴位按摩贵在坚持，女性朋友们一定要持之以恒。

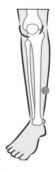

三阴交穴
内踝正上四指宽处，胫骨后缘。

不明原因的月经量过多

女性月经量因人而异，一般来说，月经量为 20~120 毫升，一天换 3~5 次卫生巾，3~7 天便可结束，月经量在第 2~3 天比较多，此后几天逐渐减少，属于正常现象。倘若月经量突然增多则属于异常现象，应引起注意。

关联病症

子宫肌瘤、子宫腺肌症、子宫内膜癌。

月经量多的两大类别——功能性 & 器质性

处于青春期的女性体内雌性激素分泌异常便会引起月经量过多的情况，这种现象通常过了 20 岁便会有所好转，如果没有伴随贫血的症状则不必过于担心。这种情况属于功能性月经过多。

但如果女性超过 20 岁还持续出现月经量过多的情况，则极有可能是子宫肌瘤、子宫腺肌症、子宫内膜息肉等疾病造成的，甚至有可能是宫颈癌或子宫内膜癌造成的，这种情况属于器质性月经过多，应及早到医院妇科进行检查。

月经量多的五大特征

（1）月经量突然较以往增多。

（2）刚刚换过卫生巾就湿透，卫生巾无法持续使用 1 小时以上。

（3）夜晚睡觉必须使用超长型的夜用卫生巾。

（4）早上醒来时往往会发现床单染上了经血。

（5）经血里常混有血块。

熟悉检查流程，消除心理不安

如果月经量过多，首先进行血常规检查，查看是否有贫血或血小板减少的情形。功能性月经过多则需检查卵泡刺激素、黄体刺激素、雌激素、催乳素、黄体素，确定是卵巢还是脑垂体引起的激素失调；器质性月经过多则需进行内诊和超声检查，查看是否患有宫颈柱状上皮异位、子宫肌瘤、卵巢瘤或子宫内膜增生等疾病。

轻松解决

止血良方——芎归胶艾汤

如果出现月经量过多的情况，推荐女性朋友服用具有止血作用的芎归胶艾汤。芎归胶艾汤由当归、白芍、川芎、生地黄、甘草、艾叶、阿胶等 7 味药材制成，对于治疗贫血、痛经、月经不调具有显著功效，同时非常适合怀孕的女性服用，可以预防流产、早产。

此外，月经量过多的女性应避免食用黄油、蛋糕等蛋奶制品；如同时伴有贫血、寒性体质，还应避免食用生蔬菜、水果、生鱼片等寒凉食物。

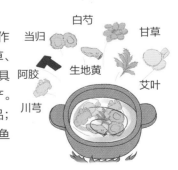

白芍　甘草　当归　生地黄　艾叶　阿胶　川芎

月经自测分析图

月经量比平时多，月经周期缩短，月经的日期推迟，不规则出血，腹部很痛或性交后出血。

是 → 子宫肌瘤或宫颈癌 →

应对措施：
　　每年进行 1 次妇科检查，包括盆腔检查、宫颈刮片，必要时进行盆腔超声扫描、腹腔镜或宫腔镜检查，可以帮助及早发现问题和治疗。

是 → 月经周期特别长，常见于 35 岁以上的女性。 →

是 ↓

子宫纤维瘤 →

否 ↓

月经量逐渐增加，经前点滴出血，经期延长并且伴随日渐严重的痛经，可能伴有性交痛或不孕。

否 → 放置避孕环后月经过多。 **否** →

月经量多，出血伴随下腹部或腰部疼痛，阴道分泌物增多、颜色或气味异常，发热、小便频繁并疼痛。

是 ↓

子宫内膜异位症

是 ↓

是 ↓

是 ↓

生殖器官感染

是 ↓

应对措施：
　　（1）进行腹腔镜检查。
　　（2）口服激素调节类药物或进行手术。
　　（3）轻症患者也可通过怀孕和分娩的过程来缓解病情的发展。

应对措施：
　　（1）用避孕套替代原有的避孕方式。
　　（2）采用含有可减少月经量的孕酮成分的子宫环。

应对措施：
　　（1）充分休息、足量饮水、清淡饮食，有助于轻度的感染自行好转。
　　（2）若症状较严重，则选用有效的抗生素进行治疗。

月经量少得可怜

如果月经量只有一点，卫生巾几乎不用更换，月经2～3天便结束，则属于月经量过少。月经量少的危害性十分严重：首先，月经是女性排出自身新陈代谢废物的途径，如废物无法排出体外，将引发一系列身体不适；此外，月经量少极有可能无排卵，导致不孕。

关联病症

停经、无排卵月经、子宫发育不全、雌性激素分泌异常。

测测基础体温便可知

月经量少的女性最好每天测量一下基础体温，自检一下基础体温是否正常。如果高温期和低温期区分不明显，或者不固定，则意味着体内的雌性激素分泌出现了问题，同时身体可能出现无排卵现象。出现这种情况最好去医院妇科进行详细检查。

月经量少的四大危害

引发色斑、暗疮

月经量少可能是雌性激素分泌出现异常导致的，而雌性激素对于维持美丽容颜起着至关重要的作用。月经量少会引发色斑和暗疮等皮肤问题。

引发不孕

正如前文所介绍的，月经量少者可能患有无排卵性月经。人体无排卵，便不会受孕，这是造成不孕的原因之一。

引发头痛

女性头痛的发病率要远远高于男性，这与女性独特的生理特点有关。雌性激素分泌异常、内分泌紊乱等都可导致头痛。

引发妇科炎症

月经量少会引发子宫内膜异位症、宫颈炎等妇科炎症。除此之外，还会引发月经性哮喘、月经性牙痛、月经性关节炎、月经性皮疹等疾病。

轻松解决

造血良方——当归芍药散

中医认为，人体缺血会导致月经量的减少，这种情况可通过补血来改善。此外，人体缺血时，除导致痛经和月经不调外，还会出现发冷、水肿等症状。

针对此症，推荐女性朋友服用能暖体、促进造血的当归芍药散。当归芍药散由当归、白芍、川芎、茯苓、白术、泽泻六味药材制成，对于治疗痛经、月经不调、不孕、流产、早产、排乳困难具有显著功效。

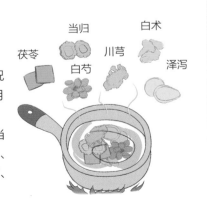

当归　白术
茯苓　川芎
白芍　泽泻

月经量少的原因有哪些

原因

下丘脑、垂体功能低下

某些妇科疾病

刮宫手术

卵巢发育不全

多由精神因素、遗传因素或环境因素影响所致，也可因全身疾病或长期服用避孕药等引起。由于上述因素抑制了垂体促性腺激素的分泌而导致月经量少。同时也可由先天子宫发育不良造成，由于子宫很小，所以只有很少量的子宫内膜脱落，月经量也就少。

如子宫内膜部分破坏或全部子宫内膜形成疤痕，导致月经过少甚至闭经。

多次进行人工流产刮宫术后，由于机械性损伤过重，导致子宫内膜不能修复再生或宫腔发生粘连，从而导致月经量少甚至闭经。

在子宫内膜细胞中，有一种称为溶酶体的特殊颗粒，与月经量和流血时间相关。若雌激素、孕激素水平高，溶酶体复合物多，出血量就较多，流血时间就较长；相反，若卵巢发育不良，性激素产量低，溶酶体复合物就相对少，流血量也少，流血时间就短。

应对措施：
（1）确定致病因素，若是由压力导致的，要及时调整作息，充分休息。
（2）若调整作息后，仍然没有效果，要及时去医院检查，听取医生的建议，对症治疗。

应对措施：
及时去医院妇科检查，找出致病原因，根据医生的建议调整饮食、作息等，必要时需服用药物进行治疗。

应对措施：
医生可以根据月经相、基础体温测定、生殖激素六项的测定，结合诊断性刮宫、超声扫描、磁共振成像（MRI）等辅助手段来找出病因。

应对措施：
盲目减肥会导致微量元素缺失，其中，锌的缺失就有可能导致卵巢功能不全，因此，女性要避免使用不健康的方式减肥。

让女孩从青涩到成熟的白带

女性进入青春期后，不仅会出现月经现象，阴道处还会产生一种白色的黏稠物质，即白带。白带是女性从青涩走向成熟的标志之一，白带的出现标志着女性具备了妊娠、生产等生殖功能。此外，白带还具有防止细菌侵入、保护阴道的作用。

本节名词

❶ 新陈代谢

生物体内全部有序的化学变化统称为新陈代谢，包括物质代谢和能量代谢两个方面。新陈代谢过程中，将从外界得到的物质变为自身物质的过程称为同化作用，将自身物质分解，释放能量并将废物排出体外的过程称为异化作用。

❷ 自净作用

自净作用指受污染的物体经自身作用达到净化或无害化的自净现象。

保护阴道的天然抑菌剂

白带的主要作用是保持阴道黏膜湿润，将人体新陈代谢❶产生的废物排出体外。健康的白带呈白色，较为黏稠，无腥臭味。

白带中含有杆菌、溶菌酶和抗体，具有抑制细菌生长的作用。因此，白带可以使阴道具有自净作用❷，能防止外界细菌的侵入。

随女性年龄一同变化的白带

青春期 白带的产生与雌激素有关，在雌激素分泌旺盛的青春期，白带的量也会达到最高值。

更年期 女性绝经后，由于卵巢功能衰退，雌激素的分泌量开始减少，因此阴道便不再产生白带，导致阴道干燥。

排卵期 白带呈透明状，有牵丝。随后因黄体素的分泌，白带变为白色混浊状，量也会随之减少。

经期 白带会增多，且呈现稀薄透明状，待排卵后白带又会重新变得黏稠混浊，量也会变少。

妊娠期 怀孕期间白带的量会有所增加。

你知道吗？

白带增多正常吗？

如果是因为性生活、月经、怀孕等生理原因造成的白带增多，属于正常现象，无须过多担心，平时只要注意阴部的清洁卫生即可。但如果白带增多不是以上原因造成的，并且伴有颜色、气味及质地上的异常变化，就应该提高警惕，尽早去医院进行检查，因为病理上的白带增多可能是由阴道炎、宫颈炎及盆腔炎等妇科疾病造成的。

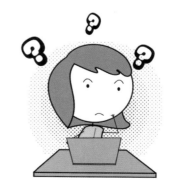

白带来源及其不容小觑的作用

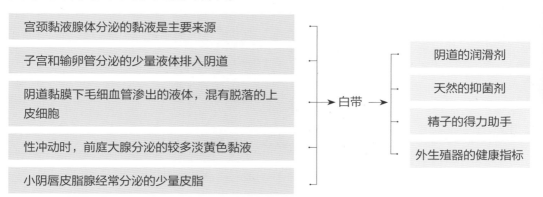

宫颈黏液腺体分泌的黏液是主要来源

子宫和输卵管分泌的少量液体排入阴道

阴道黏膜下毛细血管渗出的液体，混有脱落的上皮细胞

性冲动时，前庭大腺分泌的较多淡黄色黏液

小阴唇皮脂腺经常分泌的少量皮脂

白带 →

阴道的润滑剂

天然的抑菌剂

精子的得力助手

外生殖器的健康指标

白带是你的避孕小助手

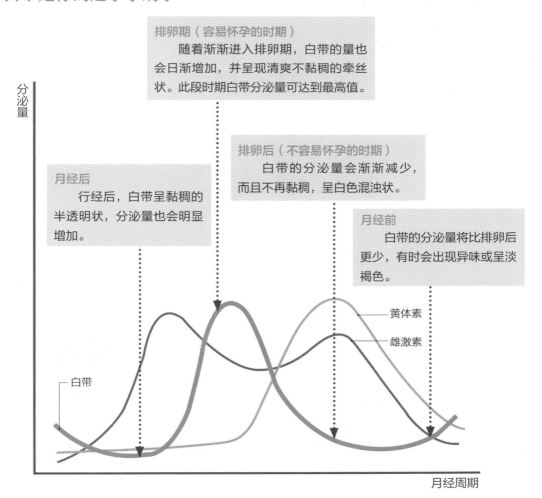

排卵期（容易怀孕的时期）
　随着渐渐进入排卵期，白带的量也会日渐增加，并呈现清爽不黏稠的牵丝状。此段时期白带分泌量可达到最高值。

排卵后（不容易怀孕的时期）
　白带的分泌量会渐渐减少，而且不再黏稠，呈白色混浊状。

月经后
　行经后，白带呈黏稠的半透明状，分泌量也会明显增加。

月经前
　白带的分泌量将比排卵后更少，有时会出现异味或呈淡褐色。

分泌量

黄体素

雌激素

白带

月经周期

最近白带有些异常

白带是女性阴部分泌物的总称，它的分泌量会随着女性月经周期出现一些周期性的变化：有时量多，颜色稍浅；有时量少，颜色稍混浊。但如果白带的分泌出现了异于往常的变化，就要引起注意。

白带过多——选择吸湿性好的内裤

每个人的白带分泌量都有差异，不同的个体之间无法比较，即使感觉到自己的白带分泌量增多也难以判断是否属于异常。但一旦出现白带像遗尿一样浸湿内裤或白带的分泌量逐渐增加的情况，应及早去医院妇科接受检查治疗。

白带的分泌量随着年龄的增加会有所变化。雌激素分泌旺盛的 20～30 岁，白带分泌量最多；进入 40 岁之后，白带分泌量逐渐减少；绝经后，白带的分泌量就会变得非常少，甚至不分泌，阴道的自净功能也会随之减弱，容易罹患阴道炎等疾病。

女性白带分泌量增多以致浸湿内裤时，不仅会感到不舒服，还会加快杂菌的繁殖，引发炎症。因此，要选择吸湿性好的内裤并勤换，也可以使用白带护垫。

白带异味——注意保持外阴清洁

健康状况下的白带有轻微的酸味，这是由于阴道内的乳酸杆菌分泌乳酸所带来的，它可以使阴道保持酸性，防止其他杂菌入侵。因此，白带有轻微的酸味是正常的，没有必要担心。

但如果白带长时间地附着在内裤上，就会导致杂菌繁殖，从而产生臭味，但这不是白带出现异常。

如果发现白带散发出臭味，首先应注意保持外阴洁净，穿着透气性好的内裤，不要穿牛仔裤等紧身裤，并勤换白带护垫，以防止外阴部处于潮湿的状态。

你知道吗？

白带过多不健康，白带过少呢？

一般绝经后的女性才会出现白带减少的现象，是因体内雌激素分泌量减少导致的。但如果是妙龄少女或成熟期女性，白带过少则不是一件令人高兴的事。由于白带有润滑阴道和阴道自净的作用，分泌量减少则会出现阴道干涩、阴道发炎、性交不适等症状，有时还伴有月经减少的症状。这通常是卵巢功能不良的表现，应及早就医。

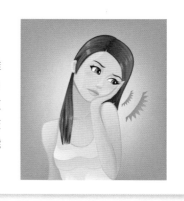

白带在月经周期内的正常变化

月经后 ➡

　　月经后2~3天，白带的分泌量很少。之后，半透明的黏稠状白带分泌量逐渐增多。

排卵期 ➡

　　随着排卵期的临近，白带的分泌量变多。排卵期前期，女性会分泌像鸡蛋清一样的黏稠状白带。

排卵后

　　排卵期过后，白带分泌量逐渐减少，到月经前期，白带的分泌量会变得非常少。有时会出现白带气味变淡的现象。

预防白带异常——保持外阴清洁是关键

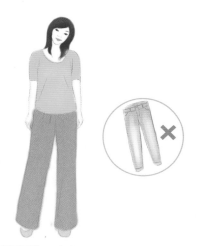

不穿紧勒下半身的牛仔裤，要选择透气性好的裤子。

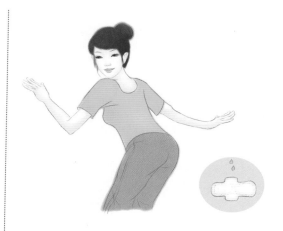

白带增多时可以选择使用护垫，不过要注意经常更换。

注意！出现这些症状一定要去医院

　　白带异常有时是患了某种疾病的信号。如果出现以下症状，应尽早去医院妇科检查。

- 白带分泌量明显增多，以至于每天需要多次更换内裤。
- 白带散发出恶臭。
- 外阴部伴有水肿、瘙痒、疼痛等症状。
- 分泌出粉色、茶色或带血的白带。
- 分泌出脓样、呈黄色或黄绿色的黏稠状白带。

白带异常可能是性感染症的征兆

　　性感染症没有自觉症状且不易被察觉，但是可以通过观察白带的变化来发现。当发现白带的气味、颜色等出现异常时，应立即去医院妇科接受检查。

- 分泌的透明白带增多，且颜色发黄
- → 性器官衣原体感染症
- 分泌白色的豆腐渣样白带
- → 念珠菌性阴道炎
- 分泌大量白色泡沫状、似奶酪的白带
- → 滴虫性阴道炎
- 分泌的带有恶臭的黄色白带增多
- → 淋菌感染症

无法忍受的私处瘙痒

私处瘙痒是女性无法言说的痛苦，随时随地都伴随的私处瘙痒会严重影响日常生活和工作，有时甚至会影响夫妻感情。倘若不加以重视，私处瘙痒会越来越严重，甚至会导致严重的妇科炎症。

关联病症

滴虫性阴道炎、念珠菌性阴道炎。

潮湿闷热是私处瘙痒的元凶

如果只是单纯的私处瘙痒，无其他伴随症状，则一般是由私处长期处于潮湿闷热的环境导致的，主要包括以下几种情况。

（1）经期长时间不更换卫生巾，私处皮肤长期接触经血产生瘙痒感。

（2）卫生巾或护垫的材质刺激到了皮肤。

（3）穿着透气性较差的化学纤维质地内裤，导致私处闷热，引发瘙痒。

（4）穿着紧身牛仔裤，牛仔裤紧贴私处，加上其不透气的材质，导致私处闷热潮湿，引发瘙痒。

（5）不经常洗澡和更换内裤。排卵前和月经前，白带分泌较多，如果不勤更换内裤会导致私处潮湿，诱发斑丘疹，引发私处瘙痒。

（6）使用含有香料的私处用品，易使私处皮肤过敏，引发瘙痒。

高度警惕严重的私处瘙痒

由于女性阴道离尿道、肛门较近的特殊生理结构，会导致阴部容易受大小便污染，感染大肠杆菌和葡萄球菌，引发炎症，通常表现为私处瘙痒、疼痛、发红和起脓疱等症状。

如果私处瘙痒异常严重，同时伴有严重的灼热感时，则可能患有念珠菌性阴道炎和滴虫性阴道炎。一旦出现这种情况，应当立即到医院妇科进行检查。

轻松解决

保持外阴清洁干燥是关键

私处瘙痒主要是由私处潮湿闷热所致，因此解决的关键在于保持外阴的清洁干燥。经期应注意勤换卫生巾，通常2小时左右更换1次较为合适，睡前淋浴时，应重点清洁外阴部位，如果外阴有红肿的症状，应避免使用碱性较强的肥皂或用力清洗外阴。在月经前和排卵前等白带分泌较多的时期，最好不使用护垫，如果使用，则要2～3小时更换1次，以防止阴部潮湿。平时尽量穿着透气性较好的棉质内裤，不要长时间穿着紧身牛仔裤，不要使用含香料的私处用品。

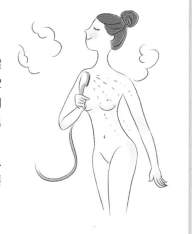

令人尴尬的私处异味

私处有异味的女性一定有过这样窘迫的经历，越是人多的场合就越担心这种味道会被周围人发觉，让自己倍感尴尬。其实，无论是否处于经期，女性私处都会自然地散发出一种味道，这种味道并不难闻，通常也不会引起他人的反感；但倘若私处不透气，就容易引发感染并散发出让人难以忍受的异味。

关联病症

滴虫性阴道炎、念珠菌性阴道炎。

私处异味的三大元凶

内裤——棉质三角裤胜过性感丁字裤

丁字裤那窄窄的一条绳子会对娇嫩的阴部肌肤造成压迫和磨损，长时间穿着会引发私处异味、瘙痒、红肿等问题；化学纤维质地的内裤则会对阴部肌肤造成直接刺激。建议选择透气性好、大小合身的棉质内裤。

洗液——选择温和的中药洗液

平时只要用温水清洗阴部就可以达到清洁目的，特殊时期和同房后则可以选择温和的中药洗液。不过，切不可贪图省事或省钱选用香皂或沐浴液清洁阴部，这类产品碱性较强，会破坏阴部天然的弱酸环境，刺激私处皮肤，引发更为严重的瘙痒和异味。

卫生巾——透气性好是关键

经期不经常更换卫生巾或卫生巾透气性差都会导致私处异味的产生。建议选用质量好、品牌信誉高且透气性好的卫生巾。不建议选用含有特殊香味的卫生巾，以防止私处肌肤因过敏而引发私处瘙痒、异味。

轻松解决

治私处异味特效药——
蛇床子苦参湿敷

私处异味严重的女性，推荐使用对治疗私处异味具有特效的蛇床子苦参湿敷法，具体操作方法如下：将 20 克在阴凉处晾干的蛇床子、20 克苦参和适量水倒入锅中煎熬。用熬出的汁液将纱布浸湿，放于阴部热敷，或者倒入盆中进行坐浴。每 2 日 1 次，10 日为一疗程。该热敷法具有清热、燥湿、止痒的作用，对改善因念珠菌性阴道炎引起的私处异味具有显著的功效。

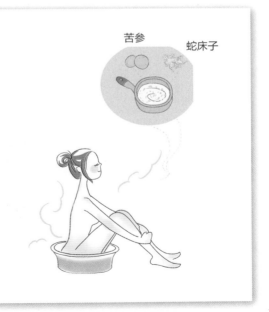

苦参　　蛇床子

来势汹汹的更年期

更年期指女性卵巢功能下降，不再排卵，停经前后大约 10 年的这段时期。更年期的长短因人而异：大多数女性会从 45 岁左右就进入更年期，也有女性 35 岁左右就进入更年期，还有人过了 55 岁还有月经。

本节名词

❶ 雌激素

雌激素主要由卵巢产生，女性青春期过后开始分泌雌激素，其具有抑制胆固醇增加、保持肌肤嫩滑、使骨骼变结实等作用。

❷ 黄体素

黄体素是由卵巢分泌的具有生物活性的主要孕激素。可以保护女性的子宫内膜，在女性怀孕期间给胎儿的早期生长及发育提供支持和保障。

进入更年期，雌激素"渐行渐远"

从初潮开始，卵巢就开始非常活跃地工作，在努力工作 40 多年后，卵巢就会逐渐结束自己的使命，功能也就开始衰退。卵巢的主要功能是分泌雌激素❶和黄体素❷，这两种雌性激素的分泌会在 20 ~ 39 岁达到高峰，这段时期是女性怀孕、生产的最佳时机。从卵巢功能的衰退开始，雌性激素的分泌量便急速减少，到了 60 岁以后，几乎就不会再分泌了。

三大因素让你身陷更年期综合征

更年期的各种不适称为更年期综合征，虽然所有女性都会出现雌激素低下这一现象，但并不是每位女性都会被更年期综合征困扰。

在女性雌性激素发生变化的更年期，大家的家庭和工作也都进入了一个新的阶段。每个人的生活习惯和周围环境都存在很大差异，即使所处环境相似，人生经历和性格也会有所不同，相应地，承受压力的能力也不同。

更年期综合征是由个体的身体因素、心理因素及社会因素共同引起的。因此，个体间的差异非常大。

你知道吗？

男性也有更年期吗？

不光女性有更年期，男性同样也存在更年期，不过，与女性停止排卵不同，男性的睾丸会继续产生精子、分泌雄性激素。男性更年期的症状主要有阴茎的勃起速度越来越慢、精液的质量越来越差、精液中的精子越来越少等，面对这种现象，男性常会感到烦躁不安，甚至产生强烈的挫败感。

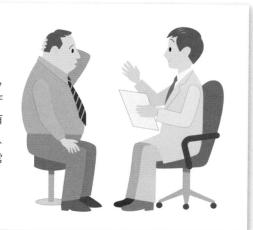

▍女性一生中雌性激素的变化

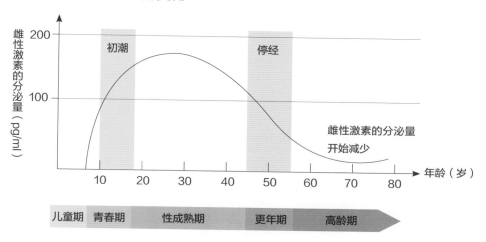

雌性激素的分泌量（pg/ml）

200

100

初潮

停经

雌性激素的分泌量
开始减少

年龄（岁）

10　20　30　40　50　60　70　80

儿童期　青春期　性成熟期　更年期　高龄期

引起更年期综合征的三大因素

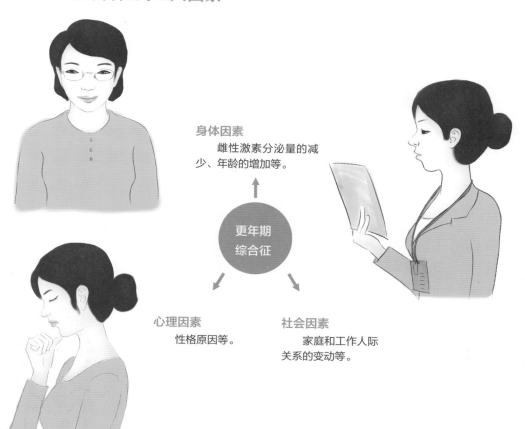

身体因素
雌性激素分泌量的减
少、年龄的增加等。

**更年期
综合征**

心理因素
性格原因等。

社会因素
家庭和工作人际
关系的变动等。

更年期离你有多远

更年期是女性不可避免的一段时期，那么，如何判断自己是否已经进入更年期呢？一般来说，最先提醒女性朋友的，便是与大家相处30年之久的"老朋友"——月经，除此之外，身体上和精神上也都会出现一些明显信号。

本节名词

❶ 潮热

潮热是指如同潮水定时来潮一样，体温在每天的一定时间会突然升高，发热的感觉会从四肢传递到脸部，有的人会产生心跳加快、焦虑等症状，3/4的女性更年期会出现潮热现象。

❷ 失眠

失眠是一种睡眠障碍，是指因睡眠时间和质量不能达到正常睡眠要求，从而出现疲乏、注意力不集中、情绪不佳等不适现象。

"老朋友"开始变得不听话

女性进入更年期后，月经周期会发生变化，大多数情况下，月经周期会越来越长，并时常伴有阵发性潮热❶。月经出血量会减少，月经的持续天数也会缩短，固定的经期会被打乱，有时会变长，有时会变短。渐渐地，月经可能要隔2～3个月才会来1次，接着半年才来1次，直至绝经。不过，这也是因人而异的，有的人会突然绝经。因此，我们难以判断刚刚结束的那次月经是不是自己与"老朋友"的最后一次会面。

身体和精神同时在"抗议"

女性进入更年期后，两种雌性激素的分泌量减少，雌性激素的平衡被打乱，由于雌性激素在维持女性身体健康方面起着非常重要的作用，加之这段时期女性的家庭和工作环境常常会发生变化，因此身心两方面都可能出现各种症状，常见的症状有头晕、面颊发烫、出汗、焦虑、失眠❷、容易疲劳、心悸等。如果焦躁感或失眠的情形很严重，那就有可能并发抑郁症等疾病。

你知道吗？

每个人都会出现更年期综合征吗？

如今，越来越多的女性从35岁就开始担心自己会不会出现更年期综合征……其实，只要月经每月正常来访，就说明还不到更年期，如果出现月经不规律，可能是其他原因造成的，可以去医院检查确认。更年期综合征并非所有人都会遇到。有的人即使出现了一些症状，情况也不会太严重，还有的人甚至完全没有任何症状，在不知不觉中就进入了更年期。

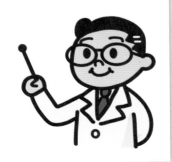

更年期综合征自检表

症状	症状程度				得分
	强	中	弱	无	
脸部发热	10	6	3	0	
易出汗	10	6	3	0	
腰及手脚易冷	14	9	5	0	
气喘、心悸	12	8	4	0	
睡眠质量差、睡眠浅	14	9	5	0	
易怒、易烦躁	12	8	4	0	
闷闷不乐、忧郁	7	5	3	0	
头痛、眩晕、恶心	7	5	3	0	
易疲劳	7	4	2	0	
肩酸、腰疼、手脚疼痛	7	5	3	0	
总分					

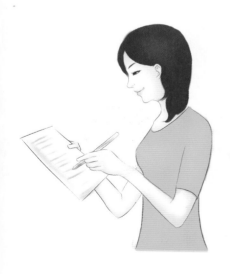

0~25分→更年期生活得很快乐

26~50分→注意合理饮食和适量运动，凡事不要逞强

51~65分→最好到医院妇科接受检查，听从医生的指导并配合药物治疗

66~80分→必须长期（半年以上）接受有计划的治疗

81~100分→到医院接受各科的全面检查，若确诊只是更年期综合征，建议再到妇科接受检查，听从医生的指导并配合药物治疗

摘自《简略更年期指数》

37

更年期综合征的典型症状

由于雌性激素分泌的减少及其他原因的影响，更年期女性在身体上和精神上都会发生很大的变化，有时还会出现各种不适症状，我们将这些不适症状称为更年期综合征。下面就介绍一下更年期综合征的典型症状及解决方法。

本节名词

❶ 眩晕

眩晕患者的空间定位感或平衡感出现障碍，感到外界环境或者自己在旋转、移动或摇晃，通常有摇晃感、漂浮感和升降感等三种感觉。

❷ 抑郁症

抑郁症是一种心理障碍，主要以悲观、情绪低落、兴趣减退、思维活动减慢、自我评价过低和失眠为主要特征，严重时会出现自杀倾向。

身体上的典型症状

脸部发热　不管季节、气温如何，脸部都会潮红发烫。

易出汗　不管季节、气温如何，都会大量出汗，甚至出现潮红。

腰及手脚易冷　自主神经失衡，造成血液循环不良，身体冰冷。

气喘、心悸　心脏突然急速跳动，或者产生窒息感。

失眠　从前很容易入睡，进入更年期后，却很难睡一个好觉。

肩酸、腰疼、手脚疼痛　血液循环不良，雌激素分泌量少及骨骼老化引起肩酸、腰疼和手脚疼痛。

眩晕　有时会产生感觉地面在振动或晃动的眩晕❶。

易疲劳　由于体内激素分泌失调，易疲倦，甚至会感到烦躁。

精神上的典型症状

易怒、心烦　因为旁人不经意的一句话或芝麻大的事，就莫名其妙地感到愤怒，难以控制自己的情绪。

不安、抑郁　有时会对今后的人生感到不安，加上更年期的不适症状，就会感到很痛苦，甚至有人因此而患上抑郁症❷。

你知道吗?

如何帮助中年女性顺利度过更年期?

患上更年期综合征后，即使出现明显症状，也有不少人会选择忍耐，有些人甚至因此而患上抑郁症。所以，如果你身边的中年女性亲人状态看起来很不好，也没有元气，建议你主动帮她分担一些家务，例如，打扫卫生或洗衣服等。千万不要责备她，更不要造成她内心的不安，应该集合起全家人的力量，支持她、帮助她顺利度过更年期。

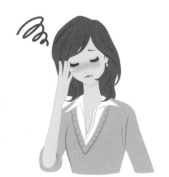

轻松应对更年期综合征的典型症状

脸部发热

多吃豆腐、豆芽等豆制品，还可服用大豆异黄酮以补充雌性激素。

易出汗

多吃有滋阴生津功效的清凉蔬果，如西瓜、梨、丝瓜、银耳等，忌辛辣。

腰及手脚易冷

通过泡温水澡、多穿衣服、摄取能够温暖身体的食物等方式，尽量帮助身体暖和起来。

气喘、心悸

通过阅读、听音乐、散步等方式缓解紧张情绪，症状严重时到医院检查并接受治疗。

失眠

建议在睡觉前做一下简单的伸展操，或者好好泡个热水澡，设法让身心放松下来。

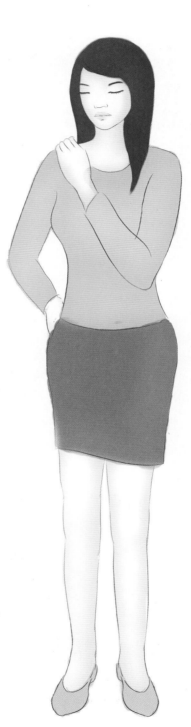

肩酸、腰疼、手脚疼痛

不要长时间保持同一个姿势，平时可尝试改变动作的方向，试试"反向"运动。

眩晕

平时适量运动，保持心情舒缓，必要时去医院的耳鼻喉科进行检查。

易疲劳

注意休息，保持规律的起居习惯，学会释放压力。

易怒、易烦躁

最好能多和朋友聊聊天，或者逛街、看电影，设法转换一下自己的心情。

闷闷不乐、忧郁

当内心出现任何不安或抑郁倾向时，一定要及早咨询医生。

打响"身体保卫战"

女性在更年期，经常会出现各种不明原因的症状，即使是身体上的症状，在检查时也难以找到明确的原因。如果这类症状已经严重到影响日常生活了，就必须进行治疗，以减缓身心的痛苦。

三大疗法对抗更年期综合征

激素补充法——直接有效的疗法

激素补充法❶不仅可以缓解脸部发热、出汗、心悸等更年期综合征的常见症状，还能改善焦虑或抑郁情绪，甚至能够防止因雌性激素减少而引起的体内钙流失，预防女性在绝经后常见的骨质疏松症。另外，这种治疗方法还对皮肤干燥问题有改善作用。

中药疗法——适合症状较轻时的疗法

如果症状没有严重到必须采用激素补充法，或者因为某些身体疾病无法采用激素补充法，那么可以使用中药疗法。有时，中药疗法也可以和激素补充法同时采用，或作为激素补充法的辅助手段。

抗抑郁剂和心理辅导——对抗抑郁的疗法

如果焦虑、不安或抑郁等情绪比较严重，通过服用抗抑郁剂❷进行治疗会取得较好的效果。进行心理辅导也具明显的疗效。在医院的神经内科可以开抗抑郁剂的处方，进行心理辅导则要去医院的精神科或心理咨询诊所。

你知道吗？

症状较轻时除了中药疗法，还可以采取什么办法？

更年期综合征症状轻时，除了中药疗法，运动疗法也有一定的成效。患者可以选择自己喜欢的运动方式，如散步，再结合医生的建议，制订最适合自己病情的运动方案。此外，也可以通过有针对性地补充营养使症状得到缓解，例如，补充具有类似雌性激素作用的大豆异黄酮，或者能够促进血液循环的维生素 E 等。

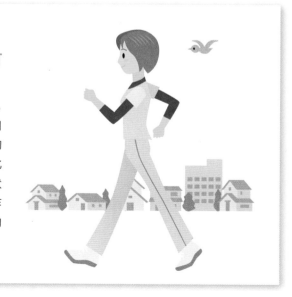

激素补充法的禁忌人群

- 宫颈癌、乳腺癌、卵巢癌患者
- 血栓病、栓塞病患者
- 心肌梗死、脑卒中患者
- 肝功能障碍者
- 肾功能障碍者
- 有原因不明的不正常出血者
- 怀疑已经怀孕或处于哺乳期者
- 其他重大疾病患者

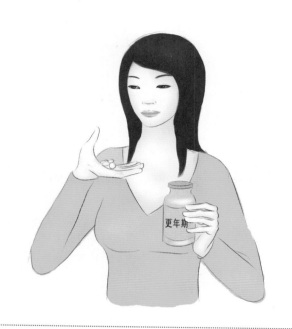

有效对抗更年期综合征的中药疗法

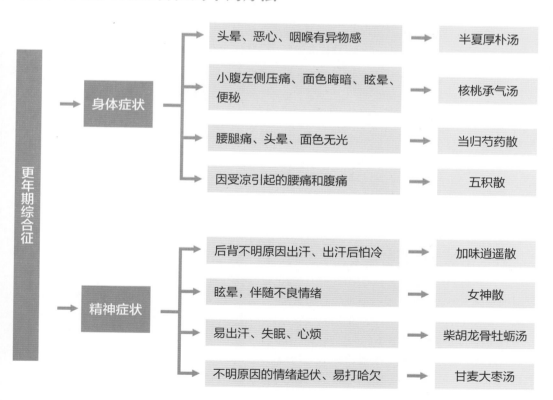

更年期综合征

身体症状
- 头晕、恶心、咽喉有异物感 → 半夏厚朴汤
- 小腹左侧压痛、面色晦暗、眩晕、便秘 → 核桃承气汤
- 腰腿痛、头晕、面色无光 → 当归芍药散
- 因受凉引起的腰痛和腹痛 → 五积散

精神症状
- 后背不明原因出汗、出汗后怕冷 → 加味逍遥散
- 眩晕，伴随不良情绪 → 女神散
- 易出汗、失眠、心烦 → 柴胡龙骨牡蛎汤
- 不明原因的情绪起伏、易打哈欠 → 甘麦大枣汤

健康生活，远离"三高"

女性进入更年期后，由于体内雌性激素分泌量的减少，高血压❶、高脂血症❷、糖尿病❸的发病率会大大提高，因此，女性一旦进入更年期，就更应提高警惕，养成健康的生活习惯，合理饮食、适量运动，以远离"三高"。

本节名词

❶ 高血压

高血压指在静息状态下动脉收缩压或舒张压增高，常伴有脂肪和糖代谢紊乱，以及心、脑、肾和视网膜等疾病。

❷ 高脂血症

高脂血症是一种全身性疾病，脂肪代谢或运转异常使血浆中一种或多种脂质高于正常值。

❸ 糖尿病

糖尿病是指因患者体内的胰岛素分泌绝对或相对不足，对糖类的利用能力降低而造成的血糖过高、出现尿糖的现象。

更年期女性备受"三高"的"青睐"

高血压——少吃盐，多吃蔬果

女性体内雌性激素的分泌量一旦减少，胆固醇就可能会增加，使得血管变硬并提前老化。当身体出现头痛、肩膀僵硬等症状时，应当重点考虑是否由血压升高引起的。为预防高血压，每日可多吃富含膳食纤维的蔬果，均衡摄取营养，并减少盐的摄入量。

高脂血症——油腻食物吃不得

肥胖是导致高脂血症的主要原因之一，因此要预防高脂血症，身体不能过于肥胖，如果已经过于肥胖，就必须努力减肥。日常也要合理膳食，每天尽量多吃鱼、豆腐和蔬菜等食物，选用含脂肪量较少的食材，烹调方法也以少油为主，切忌吃得太多。

糖尿病——定期检测血糖值

糖尿病患者体内胰岛素分泌不足，因此血糖会升高，但基本上没有什么明显症状，通常是因为有其他并发症，才忽然显现出来。所以，不妨利用每年进行健康检查的机会，定期测量体内的血糖值。

你知道吗？

为什么更年期容易骨折？

人体内部的雌性激素具有积累钙质、强化骨骼的功能，更年期时，雌性激素的分泌量减少，人体骨骼就会变得松脆，很容易骨折，还容易罹患骨质疏松症。要预防骨折和骨质疏松症，在日常饮食中就要多摄取牛奶、乳酪、酸奶、鱼等食物，

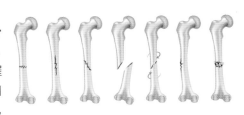

以补充有助于身体吸收钙质的维生素 D，最好还能定期去医院接受骨密度的检查。

健康生活是击退"三高"的秘密武器

远离高血压的生活习惯

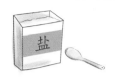

少吃盐

当人体过量摄入盐分时，为了保持血液浓度，血液量会增加，从而导致血压上升。要严格遵守医生建议的盐分摄取量（一般为每日 6 克以下）。加工食品、餐馆里的食物所含的盐分会多一些，所以要尽量少食。

戒烟

吸烟会刺激交感神经，从而导致血压上升，还会诱发动脉硬化，也会对心脏造成不良影响。因此，有吸烟习惯的人最好能戒烟。

学会释放压力

精神上的压力也会刺激交感神经，从而导致血压上升。要找到适合自己的解压方法。

远离高脂血症的生活习惯

少食用动物脂肪类食物

如果过量摄取动物脂肪，脂肪会附着于血管壁，使血管壁发生氧化，进而引发高脂血症。因此要限制脂肪的摄入量，尽量多食用蔬果。

多运动

适量的运动可以促进心脏的活动，加速血液循环，也有利于预防肥胖和缓解压力。建议每天散步 30 分钟左右。

少喝酒

适量饮酒有助于预防冠心病，但饮酒过多会导致血脂上升，因此还是应该尽量少喝酒。

远离糖尿病的生活习惯

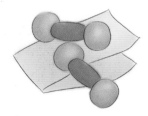

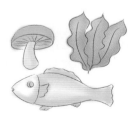

坚持运动

坚持运动可以强健体质、降低血糖、减肥瘦身，对防治糖尿病有显著效果。

限制含糖食物的摄入

保持规律的饮食，不过食，饮食多样化，限制含糖食物的摄入，可多食用鱼类、菇类和绿叶蔬菜。

绽放生命中的第二次美丽

更年期时，女性的家庭和工作往往会发生一些变化，女性的内心会对未来充满不安。有的女性认为，女人一到更年期，就"结束了女人的身份"。但实际上，更年期是女性人生的新起点，应该活出元气。

更年期是女性人生的新起点

更年期的女性如果一直处于担忧与烦恼中，更年期综合征的各种症状就会加剧。不如换个角度思考自己面临的那些问题：子女长大成人，离开自己开始独自生活，这意味着自己可以从忙碌的家庭生活中解脱出来，在未来会有更多属于自己的时间，这一时期就成了能够做自己想做事情的自由时期。更年期是女性人生的新起点，女性朋友们一定要抛弃消极的想法，积极活出自我。

加倍呵护肌肤，拒绝人老珠黄

进入更年期，皮肤会慢慢失去弹性和光泽，并产生皱纹，这是由于雌性激素的减少，加上紫外线的照射和干燥的空气使皮肤内的弹力蛋白❶和胶原蛋白❷减少所致。随着年龄的增长，不论黑斑还是皱纹都很难预防。不过，如果能尽量预防紫外线的照射，做好皮肤的保湿工作，能在一定程度上延缓黑斑和皱纹的出现。黑斑一旦形成，就难以消除，所以在外出时，涂防晒乳液，并戴上帽子或打太阳伞，这样能达到一定的防晒效果。在饮食上，最好多摄取富含维生素 C 的食物。此外，在涂抹保湿产品时，可用指腹轻轻按揉，但切忌用力过度，否则不仅无法预防皱纹产生，反而会导致相反的结果。

你知道吗？

更年期还可以进行性生活吗？

女性体内雌激素分泌量的减少往往会导致性欲的减退，而外阴和阴道的萎缩也很容易引起性交疼痛，因此，在这一时期，很多女性就不愿意再有性行为。不过，撇开这些原因不谈，在更年期基本上还是可以进行性生活的，即使只是肌肤相亲，也仍然是促进爱情的方式。所以，在这个时期，不妨多和伴侣交流沟通，彼此分担烦恼，增进感情。

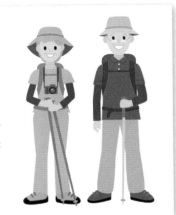

心灵疏压，大步迈向人生新起点

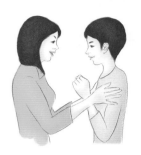

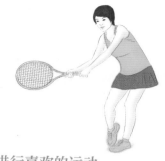

经常与朋友谈谈心

如果陷入悲观的情绪，或者觉得孤独，可以与朋友们闲话家常，倾诉一下，即可使情绪得到缓解。

经常进行喜欢的运动

适当的运动不仅可以锻炼身体、促进睡眠，还能缓解压力，不妨选择一项自己喜欢的运动，如网球、羽毛球等。

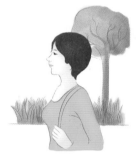

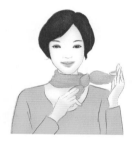

常出去走走

长期待在家中，很容易感到抑郁，经常出去走走，如逛街购物、旅行等，晒晒太阳、亲近自然，可使身心得到放松。

学会打扮自己

穿上漂亮的衣服，化上美丽的妆容，好好地装扮一下自己，去做美容 SPA 也是不错的选择。

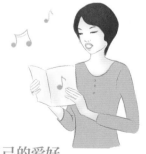

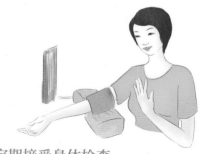

找到自己的爱好

找到自己的兴趣爱好，完全投入其中时就会忘掉一些烦恼，借此转换一下心情，可有效缓解压力。

定期接受身体检查

更年期是各种妇科疾病的高发期，因此每年都要定期到医院做检查，身体出现严重不适时，更要及时进行检查。

镜子就是你的私人医生

照镜子是每个爱美女性每天必做的事情。其实镜子不仅可以照出你的美丽,还能照出你的健康。每天清晨不妨好好观察一下自己,说不定镜子这个"私人医生"还会提前告诉你一些身体内隐藏的疾病信息呢。

本节名词

❶ 雀斑

雀斑是一种浅褐色的小斑点,大小不一,有的小如针尖,有的大至米粒,常出现在额头和脸颊等处,偶尔也会出现在颈部、肩部等位置。

❷ 黄褐斑

黄褐斑又称肝斑或蝴蝶斑,是面部色素沉着斑点,属于面部黑变病的一种。

❸ 青春痘

青春期皮脂腺分泌功能旺盛,当皮脂分泌过多或排泄不畅时,就会导致皮脂淤积堵塞毛囊口,进而产生青春痘。

应对面部问题的小妙招

脸部水肿 睡前少饮水,经常进行面部按摩,可防止脸部水肿。

面部干燥 日常生活中保证摄入充足的水分,用温水洗脸,注意面部保湿。

雀斑❶、黄褐斑❷ 注意防晒,多吃水果和蔬菜,保持好精神。

青春痘❸ 避免食用辛辣刺激性的食物,并注意面部清洁。

黑眼圈 常按摩双眼,多吃鸡肝、芝麻等富含维生素 A 的食物。

眼袋 睡前少饮水,可用热毛巾敷眼,以促进血液循环。

眼睛充血 注意休息,不要经常佩戴隐形眼镜,严重时可滴眼药水治疗。

眼睛干涩 注意眼部保湿,多喝菊花茶以清肝火。

口腔溃疡 多吃绿色蔬菜,注意休息和运动,以提高机体免疫力。

口角发炎 日常可多摄入大枣、红豆、花生、猪肝、胡萝卜等补血食物,以及香菇、坚果等富含 B 族维生素的食物。

嘴唇发干 多补充水分,改掉舔嘴唇的坏习惯,注意休息。

嘴唇发白 多食用可以补血的食物。

舌侧边有齿印 多食用可以消水肿的食物,如薏米、红豆等。

舌下静脉粗大且呈黑红色 三餐定量,不要暴饮暴食。

舌苔过厚 避免食用刺激肠胃的食物,多吃水果和蔬菜。

舌苔过薄 注意补充水分。

你知道吗?

为什么我 25 岁还长青春痘?

青春痘之所以叫作"青春痘",就是因为它多发于青春期男女身上,不过近年来青春痘患者有"大龄化"趋势,尤其多见于上班族女性。这是由于上班族女性的生活和工作压力较大,总是处于高度紧张的状态,从而导致内分泌失调,使得痘痘找上门来。女性朋友们不妨偶尔释放一下压力,给自己的身心放个假。

镜子告诉你的事

脸部自检

脸部水肿
由睡前饮水过多引起。

皮肤干燥
由睡眠不足、过度疲劳、气候变化、洗澡水过热、洗涤用品碱性强等引起。

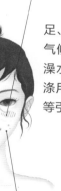

雀斑、黄褐斑
由紫外线照射、长时间接受辐射及不良生活习惯等引起。

青春痘
青春期多由皮脂分泌过剩引起，成熟期则多由内分泌失调引起。

眼部自检

黑眼圈
由眼部卸妆不当、辐射、遗传、视疲劳、缺水干燥、血液循环不良等引起。

眼袋
由遗传、睡前饮水过多、肥胖、睡眠质量差、视疲劳、血液循环不良等引起。

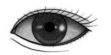 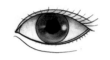

眼睛充血
由视疲劳、异物入侵、细菌感染、长时间佩戴隐形眼镜等引起。

眼睛干涩
由视疲劳、外界物质对眼睛造成刺激及肝火旺等引起。

嘴部自检

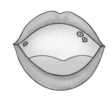

口腔溃疡
口腔内的伤口被细菌或病毒感染容易变成口腔溃疡，常见于感冒患者及抵抗力差者。

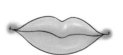

口角发炎
由贫血或缺乏 B 族维生素引起。

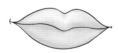

嘴唇发白
由贫血引起。

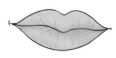

嘴唇发干
由天气寒冷干燥、经常舔嘴唇、感冒发热、过度疲劳等引起。

舌头自检

舌侧边有齿印
舌侧边有齿印是舌头水肿造成的，女性经期、过敏反应、头痛等都可导致舌头水肿。

舌下静脉粗大且呈黑红色
表示血液循环不畅。

舌苔过厚
表示体内水分的代谢不佳，可能是肠胃出现了问题。

舌苔过薄
表示体内水分不足。

聪明女人懂得量体重知健康

体重是衡量身体健康的重要指标，很多女性都把减肥当作自己终生奋斗的"事业"，那到底怎样才算是肥胖呢，怎么做才能科学快速地减肥呢？

BMI——权威的肥胖判断标准

事实上，单纯的体重数字并不是衡量胖瘦的标准。肥胖是指体内脂肪含量超过合理含量，但体内脂肪较多与体重较重有所不同。

目前评判体重较为权威和被广泛采用的方法是"体重指数"，即BMI ❶（Body Mass Index）。体重指数（BMI）是世界卫生组织（WHO ❷）推荐的国际统一肥胖判断标准，但因中国人的身材特征有所不同，中国参考标准略有不同。我们可根据BMI来判断自身是否肥胖。

肥胖对女性的四大危害

引发严重的心血管疾病

肥胖女性血液中的胆固醇 ❸ 和甘油三酯含量偏高，研究表明，BMI ≥ 24者患高血压的概率是体重正常者的3~4倍。

引发可怕的糖尿病

肥胖女性的脂肪细胞增多，本身携带的胰岛素受体数目相对固定。研究表明，BMI ≥ 24者患糖尿病的概率是体重正常者的2~3倍。

引发致命的癌症

肥胖女性体内的高脂肪会影响雌性激素的分泌和代谢，引发与雌性激素代谢异常有关的癌症，如乳腺癌、子宫内膜癌等。

引发令人心痛的不孕症

肥胖女性体内储存在皮下的脂肪可刺激子宫内膜，造成月经不调，导致无排卵、排卵延迟等排卵障碍时，极易引发不孕症。

你知道吗？

节食减肥危害大吗？

几乎每个减肥的女性都尝试过节食减肥，可事实上节食减肥不是不吃东西，也不是一天只吃一个苹果，这些都是不健康的减肥方法，对身体危害极大。节食减肥应该是循序渐进的，在控制饮食热量的同时，保证人体必需营养素的摄入。

计算 BMI，正确认识自己的体重

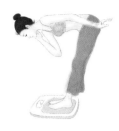

BMI 的计算公式

$$BMI = \frac{体重（千克）}{身高^2（米）}$$

让妇检成为你的"护身符"

BMI 分类	偏瘦	正常	超重	偏胖	肥胖	重度肥胖	极度肥胖
WHO 标准	<18.5	18.5 ~ 24.9	≥ 25	25 ~ 29.9	30 ~ 34.9	35 ~ 39.9	≥ 40
中国参考标准	<18.5	18.5 ~ 23.9	≥ 24	24 ~ 26.9	27 ~ 29.9	≥ 30	—
亚洲标准	<18.5	18.5 ~ 22.9	≥ 23	23 ~ 24.9	25 ~ 29.9	≥ 30	—
相关疾病的发病率	低（但其他疾病发病率增加）	平均水平	—	增加	中度增加	严重增加	非常严重增加

瘦身瑜伽塑造曼妙身姿

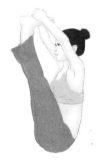

船式——紧实小腹

（1）取坐式，双腿并拢伸直，脚尖绷紧，吸气；

（2）呼气，双臂抱住大腿向胸部靠近，而后双手交叉于脚底，保持腿部和背部挺直。

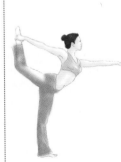

舞蹈式——瘦臂

（1）站立，吸气，屈右膝，右手向后抓住右脚踝；

（2）左臂抬至与肩同高，呼气，上身前倾，尽量抬高右腿。

（3）换方向重复以上步骤的动作。

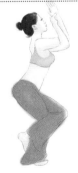

鹫式——紧实大腿

（1）左腿缠绕于右腿，保持平衡；

（2）右手臂缠绕于左手臂，并保持腰背挺直。

（3）换方向重复以上步骤的动作。

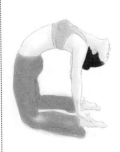

骆驼式——美背

（1）双膝跪地，膝盖分开，与肩同宽，上身直立，吸气；

（2）呼气，双手抓住脚踝，拇指朝外，身体后仰，头部向下垂。

不必害羞的外生殖器自检

虽然外生殖器（外阴）就位于体外，但很多女性羞于观察它，有症状时也不愿意看医生。其实，只有清楚身体的健康状态，才能及早判断是不是生病了。因此，我们不妨试着打开心结，定期自检一下自己的外生殖器。

本节名词

❶ 外阴炎

外阴炎是外阴皮肤或黏膜发生炎性病变，出现红、肿、痛、糜烂等症状。

❷ 阴道炎

阴道炎是黏膜及黏膜下结缔组织发生的炎症，以白带异常、外阴瘙痒、灼痛等为主要的症状。

❸ 宫颈炎

宫颈炎分急性宫颈炎和慢性宫颈炎，以慢性宫颈炎居多，主要表现为白带增多、黏稠，并伴有血丝等。

三大方法助你轻松完成外阴自检

望检

所谓望检就是利用一面小镜子，将其对着外阴，靠前、后、左、右移动镜子来观察外阴状况的方法。正常状态下，阴毛呈尖端向下的三角形分布，大阴唇的颜色略深于周围皮肤，小阴唇的颜色微红。

闻检

所谓闻检就是用鼻子嗅一下阴道分泌物及外阴部散发气味的方法。正常状态下，外阴应该是无味的，或者带有轻微的腥味和汗酸味，不应有腥臭味或其他异味。

触检

所谓触检就是将手清洗干净，用食指和中指的指腹从阴阜部位开始，由上至下，依次触摸外阴，直至肛门的检查方法。正常状态下，外阴的触感应该是光滑而柔软的，不用力按压不应有疼痛感，不应存在小的结节或肿块。

对外阴异常保持高度警惕

外阴异常通常包含外阴疙瘩、外阴肿块、外阴肿痛、外阴瘙痒、分泌物增加等症状，详细的致病因素可参见下页，一旦出现上述症状，一定要保持高度警惕，及早进行检查和治疗。

你知道吗？

经常穿紧身牛仔裤会导致阴部炎症？

凸显身材的紧身牛仔裤虽然备受爱美女性的追捧，但长期穿着紧身牛仔裤容易导致阴部炎症。由于紧身牛仔裤紧紧包裹着女性的阴部，不仅阻碍血液循环，走路时还会对阴部产生一定的摩擦。再加上牛仔裤的布料不透气，会使阴部长期处于一种闷热的状态下，极易造成细菌滋生，导致阴部炎症。因此，最好不要长期身着紧身牛仔裤。

打开心结，定期自检外阴

外阴肿块、外阴肿痛——由外阴部炎症引起

- 性传播性疾病
- 病毒、细菌、滴虫、真菌等引起的外阴炎
- 外阴不洁、内裤过紧、汗渍刺激等机械刺激
- 过敏性外阴炎
- 阴道内异物感染刺激外阴，导致肿痛
- 外阴囊肿或外阴恶性疾病、外阴癌等

外阴瘙痒、分泌物增加——与不洁性交有关

- 外阴不洁
- 性传播性疾病

外阴疙瘩——生殖道感染的表现

- 外阴炎❶、阴道炎❷、宫颈炎❸等
- 病毒性感染、药物过敏
- 火气过大

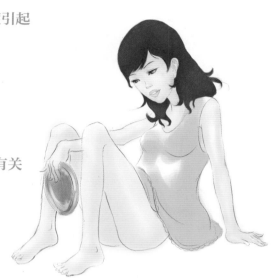

清洁外阴——捍卫女性健康的第一道防线

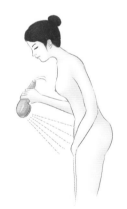

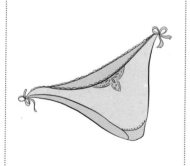

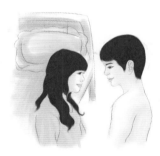

每天清洗外阴

　　每天睡前记得用温水清洗外阴，注意不要洗到阴道内部，以免将外侧的细菌带入阴道。此外，还要准备自己专用的盆和毛巾，以防交叉感染，毛巾也要每天清洗晾晒。

每天更换内裤

　　内裤上常常有阴道分泌物，最易滋生细菌，因此应注意每天更换内裤。一定要选择透气、对皮肤无刺激的棉质内裤。内裤清洗后要在阳光下晾晒，紫外线可起到杀菌作用。

他也要这么做

　　已婚的女性要让丈夫也养成每天更换内裤和清洗外阴的习惯，只有这样，他才不会将自己携带的病菌传染给你。

让乳房终身美丽的乳房自检

女性可以通过乳房自检检查乳房中是否长有肿块。乳房中的肿块虽然大多数是良性的，但也有一部分是乳腺癌的征兆。不过，即使是患了乳腺癌，倘若能及早发现并在前期接受治疗，治愈率也会大大提高。

乳房自检，预防可怕的乳腺癌

每个月都要进行的乳房自检非常重要，它会让你及早发现乳房问题，预防可怕的乳腺癌。因为月经期乳房会发生肿胀，所以此时不适宜进行自检。乳房自检的最佳时间是经后的 1 星期至 10 天，这段时间，女性体内几乎不会分泌黄体素，乳腺的活跃度下降，此时进行检查最易发现乳房的异常。乳房自检的方法非常简单，分为视诊和触诊，一定要日常坚持检查。

自检时，如果发现乳房出现硬块或皱缩等症状，则很有可能是患有乳腺增生❶、乳腺纤维瘤❷等疾病；如果发现乳房有红肿或疼痛等症状，则有可能患有乳腺炎❸。一旦发现乳房出现异常，一定要及早到医院接受检查和治疗。

衡量健康、美丽乳房的标准

健康乳房的状态：乳房发育状况良好，内部脂肪充足，丰满不干瘪，胸肌发达；左右对称；柔软有弹性，坚挺，皮肤光滑细腻；乳头、乳晕大小适中。

美丽乳房的标准：乳房呈半球形、圆锥形；乳房高 8 ~ 10 厘米，乳晕小于 1 元硬币，乳头约为乳晕直径的 1/3，乳头间距离约 20 厘米，乳房基底面直径为 10 ~ 20 厘米。

你知道吗？

乳房一大一小是不是生病了？

如果你的乳房一大一小是一直都存在的现象，则不需要过分担心，一般不会影响生育，这可能是先天因素造成的。如果有需要，可以通过手术来改善。乳房一大一小也经常出现在产妇身上，这是因经常用一侧乳房喂奶造成的，因此，产妇应该注意用两侧乳房交替喂奶。

乳房自检进行时
视诊

在镜子前摆出各种姿势进行视诊，从前面、侧面等不同角度观察乳房。

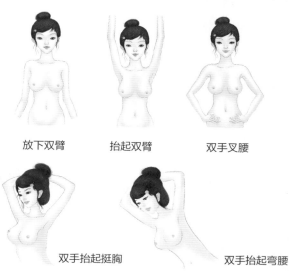

放下双臂　　　　抬起双臂　　　　　双手叉腰

双手抬起挺胸　　　　　双手抬起弯腰

检查重点

- 乳房的大小是否有变化
- 乳房的形状是否有变化
- 乳房是否有僵硬或变形的情况
- 乳头是否有凹陷或变形的情况
- 左右乳头是否处于同一水平线上
- 乳房的颜色是否有变化
- 乳房上是否长有湿疹

触诊

洗澡触诊

洗澡时，在乳房上涂抹沐浴乳进行触诊。沐浴乳会让乳房柔滑，更加易于发现乳房中是否存在肿块。五指并拢，按照不同路线触摸乳房，两侧乳房、颈部、腋下都要检查。

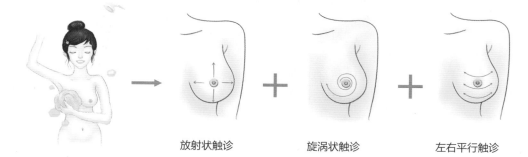

放射状触诊　　　　　旋涡状触诊　　　　　左右平行触诊

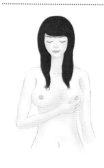

乳头触诊

捏捏乳头，看是否有异常分泌物，同时观察乳头的颜色是否正常。

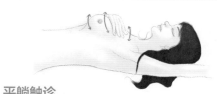

平躺触诊

在肩膀下垫枕头或靠垫，沿左右方向触摸乳房，检查是否存在肿块。

53

最能了解身体的月经自检

很多女性朋友搞不清楚自己的身体状况，其实看看自己的月经情况就知道了。每个月都来访的月经可以反映女性的健康状况，很多疾病的前期症状也都会通过月经表现出来，不妨在下次月经时进行一下月经自检吧。

必须进行的四大月经自检项目

月经周期

月经周期的开始为行经的第一天，两次月经行经第一天之间的间隔称为月经周期。正常月经周期的时间为 28 ~ 35 天，周期的长短因人而异，有时也会出现提前或延迟 7 ~ 10 天的情况，但只要月经周期具有一定的规律性就可视为正常现象。

月经期

阴道流血的时间段称为月经期，正常的月经期为 3 ~ 7 天。但如果月经期长达 8 天以上，并有淋漓不尽的情况，或月经期只有 1 ~ 2 天，则属于不正常现象。

月经量

女性的月经量因人而异，通常一天换 3 ~ 5 次卫生巾为正常。月经期，第 1 天经血不多，第 2 ~ 3 天增多，以后逐渐减少，直至经血干净为止。但如果月经量过多，刚刚换过的卫生巾很快就被湿透；抑或月经量点滴即止，一天都不需要更换卫生巾，则属不正常现象。

经血颜色

正常经血不凝固，颜色呈暗红色。经血中除了含有血液，还含有子宫内膜脱落的碎片、子宫颈分泌的黏液及脱落的阴道上皮细胞❶等。但如果经血稀薄如水，呈现粉红色或紫黑色，抑或经血完全呈凝血块，则属于不正常现象。

你知道吗?

月经期乳房发胀是生病了吗?

多数女性在月经期是没有明显症状的，少数女性会出现乳房发胀的症状，这是月经期乳腺组织活跃的表现，通常在月经结束后便恢复原有的状态，属于正常现象。但若月经期还伴有严重的腹痛、乳房胀痛、头痛、腰痛等症状，则有可能是身体出现某种病症的表现，这时应及早就医，查明具体病因，进行治疗。

自检月经，将疾病扼杀在摇篮中

检测项目	正常	异常	月经异常的相关病症
月经周期	28 ~ 35 天	不规律，如时而 25 天，时而 40 天	月经不调、卵巢功能障碍❷、高泌乳素血症
月经期	3 ~ 7 天	长达 8 天以上，淋漓不尽；或只有 1 ~ 2 天	经期长：子宫肌瘤、子宫内膜息肉 经期短：卵巢功能不全
月经量	20 ~ 120 毫升（一天换 3 ~ 5 次卫生巾）	月经量过多或月经点滴即止	经血多：子宫内膜癌、子宫肌瘤等 经血少：无排卵性月经、子宫发育不全
经血颜色	暗红色	粉红色或紫黑色	月经不调、血液循环不畅
经血气味	无味或轻微的血腥味	异常难闻的气味	外阴炎症
经血质地	不凝固	稀薄如水或完全呈凝血块	血液循环不畅

月经期间的禁忌行为

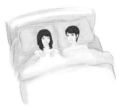

不能同房

月经期间，由于子宫内膜剥落，表面会形成创面，如果这时同房，容易将细菌带入女性子宫，引发感染。

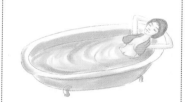

不要泡澡

经期子宫口微开，泡澡时细菌易侵入宫腔，增加感染的风险，建议采取淋浴的方式。

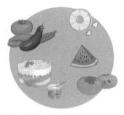

不要吃寒凉食物

寒凉食物会降低血液循环的速度，影响子宫伸缩，导致经血排出不顺，易引发痛经。

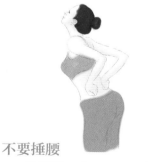

不要捶腰

经期捶腰会导致盆腔❸充血，加重腰痛，还会导致子宫内膜创面不易恢复，延长经期。

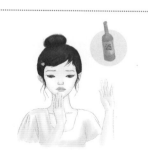

不要饮酒

经期体内解酒酶减少，肝脏分解酒精负担加重，可能会引发严重的肝功能损害。

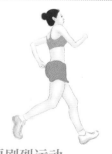

不要剧烈运动

剧烈运动会导致经期腰痛、腹痛症状加重，还会引起月经量过多和经期延长。

白带自检项目早知道

当女性生殖器官受到细菌感染或患有妇科疾病时，通常都会通过白带表现出来，导致白带在性状、量、颜色、气味等方面出现异常。因此，我们可以通过白带自检来检查自身是否患有某些疾病，并及时采取防治措施。

本节名词

❶ 念珠菌性阴道炎

念珠菌性阴道炎是由霉菌感染引起的，又称为霉菌性阴道炎，症状为白带增多，外阴红肿、瘙痒、烧灼感，小便疼痛等。

❷ 宫颈柱状上皮异位

宫颈柱状上皮异位是指子宫颈外口周围呈深红色颗粒状或乳突状的粗糙面，临床多表现为白带色黄或色白、量较多、有异味。

❸ 细菌性阴道炎

细菌性阴道炎由阴道内菌群失调引发，表现为外阴瘙痒灼热、阴道分泌物增多、白带有鱼腥臭味等症状。

白带自检项目全攻略

性状

正常白带应呈稀薄的状态，排卵期间的白带会有牵丝的现象。但如果白带呈现块状、豆腐渣状、酸奶状、能用手拈起来的固体状时，则是白带异常的表现，提示可能患有念珠菌性阴道炎❶。

量

白带只有在排卵期才会出现流出的现象。若在非排卵期出现，导致需要频繁更换内裤或护垫，则属于白带过多。

颜色

正常白带无色或微发黄。异常白带的颜色有五种，提示的疾病分别是：

（1）鲜红色：提示可能患有宫颈柱状上皮异位❷或宫颈息肉。

（2）咖啡色：提示可能患有子宫内膜增生、节育环异常等。

（3）浅黄色：提示患有细菌性阴道炎❸。

（4）金黄色：提示可能存在肿瘤。

（5）灰色或绿色：提示可能存在滴虫、支原体、衣原体感染的现象。

气味

正常的白带无异味，异常白带的气味有以下两种。

（1）鱼腥味或腥臭味：提示阴道有炎症。这种情况下，自己和近距离的人都可以明显闻到严重的异味。

（2）奇臭：提示可能患有宫颈癌。

你知道吗？

清洁外阴是用温水还是用洁阴产品？

青春期女性每天用温和的清水清洗阴部即可，因为阴道的自净作用会起到抑菌的效果，使用洁阴产品反而会破坏阴道的酸碱环境。成熟期女性如果有阴道瘙痒和不适感，可以选择在经期前后使用温和的洁阴产品，但如果只是单纯的白带增多则不建议使用，如果阴部瘙痒严重，则建议及时就医。

健康白带和五大常见的白带异常

白带	形状	量	颜色	气味	相关病症
健康白带	稀薄	少，排卵期增多	无色，略带黄色	无味	—
泡沫状白带	泡沫状	增多	淡黄、黄褐、黄绿、灰白	恶臭味	滴虫性阴道炎
豆腐渣状白带	白色乳酪状、豆腐渣样、凝乳块样	时多时少	白色、黄色	时有时无	念珠菌性阴道炎
脓性白带	呈脓性	较多	黄绿色	恶臭味	淋菌性阴道炎
血性白带	黏稠如脓涕	时多时少	白带混有血液	无味	宫颈炎、老年性阴道炎等
黄水样白带	水状	绵绵不断	黄水	无味或臭味	晚期宫颈癌、阴道癌等

白带异常的奇异疗法——八段锦

八段锦是古代流传下来的一种健身气功，由八节动作组成。八段锦动作虽然简单，但长期坚持对治疗各类疾病却有着令人叹服的功效。八段锦中的第五式对治疗白带异常具有显著效果，女性朋友们不妨学一学。

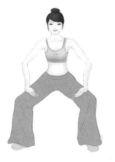

（1）双脚分开站立，宽约三个脚长，屈膝呈骑马姿势。

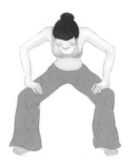

（2）双手虎口向内撑住大腿，头部、上身向前倾。

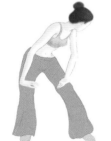

（3）上身保持前倾姿势，吸气，转动头部和腰部，呼气回正。

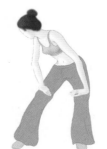

（4）吸气，反方向转动，呼气回正，注意适当摇动臀部。

自测基础体温，与身体对话

我们把人体经过较长时间（6~8小时）睡眠后醒来，尚未受到运动、饮食或情绪影响时测得的体温称为基础体温。女性的基础体温受雌性激素的影响会发生周期性变化，因此可以通过测量基础体温来掌握身体状况。

基础体温能反映你的身体规律

女性的基础体温❶受到雌性激素的影响，会定期出现高温期和低温期。月经后的2周内，人体会处于基础体温较低的低温期。排卵后，体温便逐渐上升，进入基础体温较高的高温期，并维持2周左右。等到下次月经来时，体温又会逐渐下降，再次进入低温期，如此反复。

通过测量基础体温，我们便可以掌握身体的规律，知道自己的身体什么时候处于排卵期，什么时候处于安全期，便于有针对性地进行避孕或受孕准备。虽然准确率达不到百分百，但基本也能预测正确。此外，我们还可以通过基础体温的曲线变化判断自己是否怀孕，或者是否患了某种疾病。

学测基础体温，掌控身体健康

（1）买一支女性专用的基础体温计❷。

（2）将基础体温计放在枕边，以便醒来时可以随手拿到。每天早晨醒来时，先躺在床上不要动，将基础体温计放在舌下测量3分钟。

（3）将每天测量的数字记录在基础体温表❸内，记录1个月的数据便可得出基础体温的变化曲线。

（4）月经、同房、白带异常或发热、喝酒、晚睡晚起等影响体温的情况要特别记录说明。

你知道吗？

一定要在早晨测量基础体温吗？

基础体温之所以要在早晨测量，是为了获得人体内脏功能最安静状态下的体温，确保体温还未受到各种外界因素的影响。但是，如果因为工作或生活习惯无法在早晨测量基础体温，可以在每天固定的时间进行测量，不过，在测量前的半小时一定不要进行剧烈运动或饮用热饮、冷饮。

身体正常时的基础体温

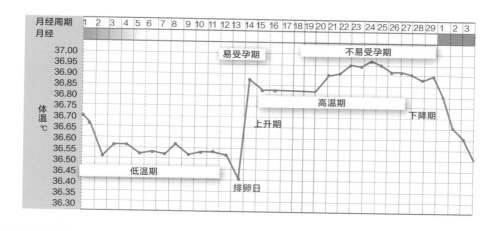

不可忽视的基础体温异常

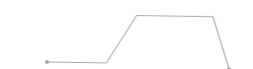

正常基础体温

月经后的2周属于低温期，排卵后的2周属于高温期，此曲线表示女性体内的雌性激素分泌正常，可以从曲线中掌握容易受孕期和不易受孕期。

只有低温期

当没有排卵现象时，人体就不会产生黄体素，基础体温便会一直维持在低温状态，代表可能患有无排卵性月经。人体无排卵便不会受孕，这是造成不孕的原因之一。

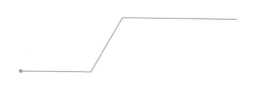

高温期维持在3周以上

如果高温期维持在3周以上，并且一直没来月经，则表示可能已经怀孕；如果高温期持续3周之后出现意外出血，则表示可能流产了，应及早就医。

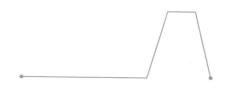

高温期很短

高温期很短则表示黄体素的分泌出现了问题，代表可能患有黄体素功能不全的疾病，也有可能造成不孕。

59

打开心结，定期妇检

有很多女性由于害羞、恐惧、嫌麻烦等诸多原因不愿意接受妇科检查。但是，女性的身体受雌性激素的影响很大，雌性激素分泌不正常会使身体产生诸多不适。因此，定期接受妇科检查会让女性朋友及早知道身体的变化，将疾病"扼杀"在摇篮中。

打开心结，正视妇检

不管什么疾病，发现的时间越早，越有利于治疗。即使在日常生活中对自身的健康状况非常在意的人，也有可能在不知情的情况下罹患某种疾病。妇科病与其他疾病相比，更不容易被察觉。在很多情况下，当患者明显感觉自己身体不舒服时，往往为时已晚。有的人因此不得不摘除子宫或卵巢，以致无法怀孕生育，严重时甚至危及生命。因此，如果感到身体不适，就应该像去接受内科检查一样，谨慎地去妇产科检查一下。

妇产科不是孕妇和产妇的专区

许多人都对妇产科怀有刻板印象，认为只有怀孕或即将生产的人，才会去妇产科就诊，再加上内诊往往令她们感到难为情，所以经常讳疾忌医。实际上，妇产科是一个能为女性提供综合检查与治疗的地方，各种女性特有的疾病、与雌性激素分泌有关的问题，以及如何避孕和对待更年期等方面的问题，都可以去妇产科咨询诊治。

所以，千万不要把妇产科当成只有在孕检和生产时才会去的地方。为了自己的健康，一旦出现妇科方面的不适，就应该立即去医院妇产科进行检查。

你知道吗？

多长时间进行一次妇检比较合适？

女性从25岁开始，尤其是30岁以后，应该每年到医院进行1次妇检。如果家族中有患子宫癌或乳腺癌的亲人，那么从遗传学的角度来说，这些家族中的女性后代罹患这两种疾病的概率也会很大，所以，一定要尽早开始接受定期妇检。检查项目通常包含宫颈癌❶、子宫内膜癌❷和乳腺癌❸的筛查。

出现这类症状，请尽早去医院妇科检查

不孕

如果女性在婚后没有避孕，有正常的性生活2年以上，依然无法怀孕，这时就应该尽快去检查，以确认自己的子宫是否健康。

月经异常

月经的变化往往是身体在传递信息，当月经变得和往常不一样，出现周期混乱、经期变长或变短、量变多或变少、经期外出血等问题时，要及时确认月经异常的原因。

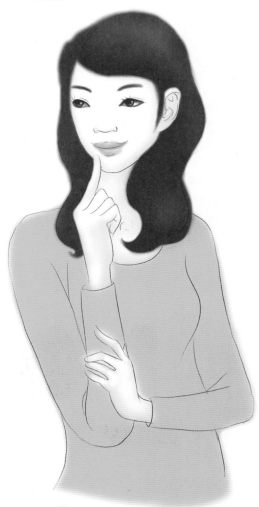

经期前不适

经期前出现较严重的头痛、水肿或乳房胀痛等症状时，要及时就诊，以确认病因，避免出现不可挽回的后果。

小腹疼痛

当小腹疼痛却无腹泻，且周期性出现，月经期间更为严重时，都有可能是妇科病在作祟，要及时去医院检查，明确病因。

乳房肿块

如自检时发现乳房出现肿块，要及时进行妇检和治疗，以免发展为恶性肿瘤——乳腺癌。

月经推迟

月经超过10天以上没有来，就要考虑自己是否怀孕，并及时去医院检查。

白带异常

白带的量、色、味及质地发生的异常变化都有可能是子宫疾病的预兆，一定要及时去医院妇科检查确认。

私处异常

外阴或阴道出现瘙痒、异味、红肿、疼痛等症状都是阴道炎症的预警，应尽快检查治疗。

经期外出血

出现非经期但阴部出血的症状，应及时去医院妇科检查，明确病因。

其他

癌症检查、性病检查、婚前检查等。

选对医院，摆脱恐惧

医院的种类很多，有教学医院❶、综合性医院等设有妇产科的大医院，也有地方区域医院或私人诊所等小医院。选择一家适合自己的医院和一位适合自己的妇科医生，是妇科检查的重要前提。

选择妇检医院的两个关键点——目的和口碑

　　首先，针对就医目的选择一家适合你的医院。如果你需要特定的问诊，如希望自己能够自然生产，或者能以母乳育儿，或者接受中医治疗等，就可以根据这些目的寻找适合的医院。如果你是想要治疗不孕症❷，最好还是找专门治疗这种病的医院。

　　如果你的目的只是做一般的妇科检查，或者想和医生探讨一下自身的症状，那么可以考虑找一家私人诊所，你可以把这家私人诊所当作自己的家庭医生。在进行选择时，可以多询问居住在诊所附近的居民，听听他们对诊所的评价，同时，也要考虑交通是否方便。

与医生建立良好关系的两条准则——投缘和信任

　　患者与医生之间的契合度很重要，因此，要避免选择那些羞于和患者谈论病情的医生。无论医院或医生多么有名，最重要的仍然是你与医生是否"投缘"，这就是所谓的"医缘"。尤其是妇产科，因为经常需要与医生一同探讨一些令人难以启齿的问题，所以，对方是否能够令你信任，是否能让你坦诚地说出自己的病情，又是否能够清楚地将病情和治疗方案告诉你，是否真的关心作为患者的你，都是在选择医生时应该考虑的问题。

你知道吗？

妇检遇到男医生怎么办？

　　很多女性不愿意接受妇检的一个重要原因是担心遇到男医生。由于生理抗拒和面对异性羞涩等原因，使得女性不愿意将自己的身体袒露在异性面前，其实大可不必，因为这种害羞会延误病情，导致得不偿失的后果。希望广大女性可以抱着为自己健康负责的态度去接受妇检，放下不必要的心理束缚。如果还是无法接受男医生，可提前咨询，以确认妇检医生的性别，然后再选择妇检医院。

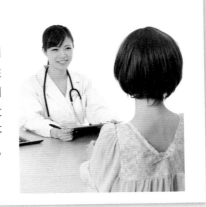

选择妇检医院的 5 个关键点

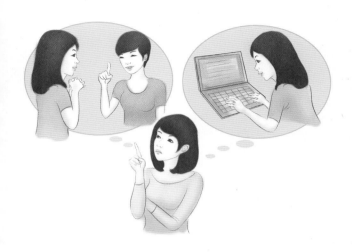

优秀的医生

优秀的医生可帮助你尽早摆脱病痛。

可以承受的诊费

选择诊费在自己承受范围内的医院，以免加重负担，影响康复。

齐全的医疗设备

齐全的医疗设备可以准确、快速地查出病因。

便利的交通

便利的交通可以避免病情的延误，对孕妇和年长的女性来说更为关键。

亲切的服务态度

医疗服务人员亲切贴心的照顾有助于消除心理负担。

依据妇检目的选择最适合的医院

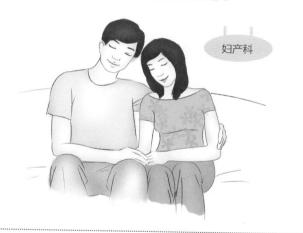

妇产科

怀孕与生产

选择专业的妇幼保健医院或妇产科口碑较好的综合性医院。

治疗不孕

最好选择专门提供不孕症治疗服务的医院。

诊治妇科病

选择妇产科口碑较好的综合性医院。

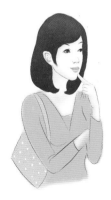

心理咨询科

看中医

选择专业的中医院或口碑较好的中医诊所。

诊治抑郁症、恐慌症等心理疾病

选择专业的心理咨询机构、心理医院，或者心理科口碑较好的综合性医院。

做足准备，安心应对妇检

如果你终于决定抛开顾虑，勇敢地接受妇检，那么为了尽可能接受正确的诊断，需要提前做好准备。准备工作主要包括三方面：第一，提前确认一些信息；第二，调整心态，准备好妇检的物品；第三，穿合适的衣服。

本节名词

❶ 尿检

尿检包括尿常规、中段尿培养、尿三杯检验、阿迪氏计数、尿蛋白定量等项目。平常所说的"尿检"多指尿常规检查。尿常规检查项目大致分为肾病类、糖尿病类、泌尿系统感染类及其他疾病类等。

❷ 月经不调

月经不调又称"月经紊乱"，指月经的周期、经血颜色、量、性状等出现不正常的改变。主要有月经周期不正常，提前或延后；经期过长或过短等；月经量时多时少，甚至有淋漓不尽、经质稀稠、经色不正常等症状。

妇检准备第一步——提前确认

如果你选择的医院实行的是预约制，有些检查规定在1周中的某一天进行，那么就要预先通过网页或电话预约。在预约之前要预先考虑好方便就诊的时间，这样预约会更顺利。如果将就诊时间约在有其他安排的日子，就无法安心地接受检查。

妇检准备第二步——身心调整

妇检的前一晚一定要调整好心态，理顺思路，想好要询问的事项，千万不要因为紧张、时间匆忙而忘记原本想询问的事情，不妨找一个笔记本提前将问题记录下来。此外，基础体温记录表可以成为医生诊断的重要依据，如果有基础体温记录表，一定不要忘记带。但如果没有记录表，也无须勉强去准备。

妇检准备第三步——整装待发

就诊当日携带医保卡及准备好的笔记本出门。为了顺利就诊，要注意衣服与妆容。此外，一旦紧张就会想去厕所，但多数情况下会有尿检❶，在就诊之前想要排尿时要征询护士的意见。

你知道吗？

青春期的女孩如何消除妇检恐惧？

青春期的女孩即使有了妇科方面的烦恼，出于对妇科的恐惧也不愿意去妇检。但是，如果对青春期的月经不调❷、无月经等状况放任不管，可能会为将来不孕和生活习惯病的发生埋下隐患。这种情况下，如果母亲有经常就诊且建立了信赖关系的妇产科医生，就可以带女儿去接受咨询或检查，如此，青春期女孩也可消除顾虑和恐惧，安心地去医院接受诊治。

妇检前的身心调整

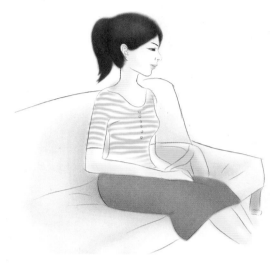

事先整理好自己的病症情况

为了避免在被问诊时无法回答，应按照 P67 的项目做好准备，尽可能做到具体、详细地回答。

把担心的事做好记录

在接受诊察时，有时会忘记自己想要询问的事情，可将自己想要询问的事及症状的变化提前做好记录。

不要清洗阴道

就诊前日进行淋浴清洁是很必要的，但如果清洗阴道，可能无法准确检查白带情况。

就诊前避免性行为

性行为对有些检查不会造成很大的影响，但是有时也会使一些检查中的诊断变得困难。在就诊前 3 天应尽量避免性行为。

妇检时的服装和携带物品

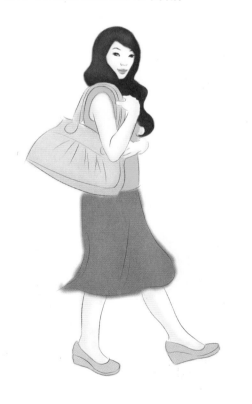

妆容和穿着

● 就诊当日，宜淡妆。

● 很浓的香水、深色的手指甲会影响诊断。

● 内诊时建议穿着不用脱掉就可以诊察的喇叭裙、百褶裙。

● 如果穿着短裤型服装就诊，建议事先准备好衬裙。

● 避免穿紧身衣、紧身裤，以及穿脱不便的内衣。

携带物品

医保卡

记录有重要事项和症状的笔记本

基础体温记录表

卫生巾（因为内诊有时会出血）

问诊内容早知道

去妇产科检查时，当时身体出现的异常症状、平常的月经情况等，都是医生诊治的重要判断依据。因此，有必要提前了解一下一般妇检时医生常问到的问题，将答案提前准备好会让你更顺利地完成妇检。

本节名词

❶ 性骚扰

性骚扰指以性欲为出发点，用带性暗示的语言骚扰受害者或碰触受害者的性别特征部位，并妨碍受害者的行为自由，引起受害者的反感或抗拒反应的行为。

❷ 中止妊娠

中止妊娠指把未成熟的胚胎用人工方法从子宫中排出的过程。中止妊娠常见于避孕失败和母体身体健康状况不适宜继续妊娠者。

就诊忌讳——隐瞒病情

初次就诊时，有时医生会询问一些关于月经和性等难以启齿的问题，如果说谎或隐瞒事实，医生就无法准确诊断，所以要诚实地、毫无保留地将情况告知医生。医生有替患者保密的义务，并不会将问诊信息外泄，因此不要有所顾忌。最好能将自己的疼痛部位、疼痛方式、与平时的不同之处、开始时间、频率等与症状有关的情况尽可能详细地告诉医生。

就诊诀窍——积极提问

在经过一系列检查后，医生会将诊察和检查的结果向患者说明，有时检查结果在几天之后才会出来。这时，要积极主动地跟医生表达自己的想法和希望，积极询问，这些都有利于更好地接受治疗。有不太清楚或感到不安的地方，要主动咨询医生，并将其中自己认为重要的地方做好记录。长时间接受无法理解的治疗，只会加重患者的压力。此外，通过交流也更容易与医生建立信赖关系。

你知道吗？

如何避免妇检中的性骚扰？

首先，建议女性朋友选择正规的医院进行妇检，不要相信街边广告和传单等宣传的非正规医院，这不仅关系到妇检的专业性，还关系到性骚扰❶问题。其次，最好找一位与自己亲近的同性家人或朋友陪同。最后，如果无人陪同，除了检查医生，最好要求有另一位女性医护人员陪在你身边。女性朋友们应谨记以上几点，捍卫自己的合法权益和尊严。

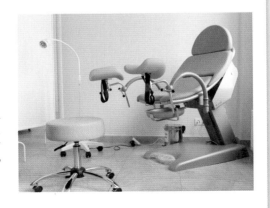

做好准备，医生会问你这些问题

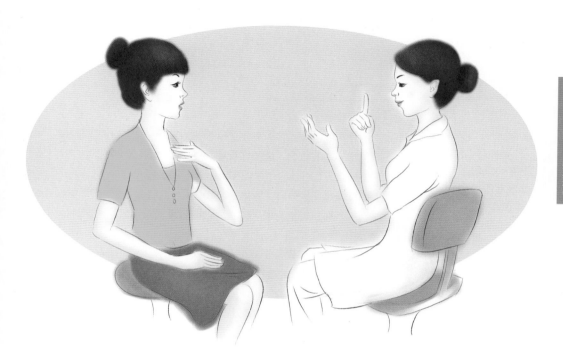

关于症状
- 发生症状的部位
- 有什么症状
- 在何种情况下会产生症状
- 症状是从什么时候开始的

关于月经和白带
- 最近一次月经的开始时间
- 月经的周期及月经量
- 有无痛经
- 初潮（闭经）的年龄
- 白带的状况

关于病史
- 有无过敏史（药物过敏等）
- 到目前为止得过的比较严重的病
- 到目前为止接受过的手术
- 是否接受过子宫癌检查
- 现在正在治疗的疾病
- 现在正在服用的药物

关于生活
- 有无饮酒史，如果有，饮酒量是多少
- 有无吸烟史，如果有，抽烟量是多少

关于怀孕与生产
- 有无性经历
- 有无生育、流产或中止妊娠❷，如果有，次数是多少
- 现在有无妊娠

关于家庭
- 家庭成员
- 家族史

67

妇检项目全攻略

在进行妇检时，除了内诊和乳房检查，有时医生会根据症状安排你进行其他检查，然后根据多项检查的结果进行综合诊断。

本节名词

❶ 贫血
　　贫血指单位容积血液内红细胞数和血红蛋白含量低于正常值的疾病。

❷ 尿路感染
　　尿路感染指细菌（极少数由真菌、原虫、病毒）直接侵袭尿路引起的疾病，包括上尿路感染和下尿路感染2种。

❸ 子宫内膜异位症
　　子宫内膜异位症是指具有生长功能的子宫内膜组织（包括内膜的腺体及间质）出现在子宫腔被覆黏膜以外的部位而引起的病症。

全面剖析五大妇检项目

超声检查

用超声波接触人体，利用监视器来观察其反射波形成的图像。可确认子宫和卵巢的状况，清楚地观察到肿瘤的位置和大小。

血液检查

通过采集血液可以了解激素水平、有无性病、有无贫血❶，以及肝脏、肾脏状况。血液检查有很多种，要根据病症来决定具体选哪种。

尿液检查

采集尿液来检查有无妊娠、激素水平、有无排卵、是否患有尿路感染❷，以及是否有尿糖或尿蛋白。

白带检查

在进行内诊时，用棉棒等从阴道采集白带进行检查。此项检查可以发现诱发阴道或外阴部的炎症、白带异常的细菌类型。

细胞学检查

主要为了检查有无子宫癌。宫颈癌主要检查子宫的管道部位；子宫体癌要取子宫内膜的细胞，检查有无异常的细胞。

你知道吗？

什么时候会进行腹腔镜检查？

腹腔镜检查一般在检查不孕症和子宫内膜异位症❸的时候进行。主要检查方法是：首先进行全身麻醉，然后在脐下切开一小口，医生会将腹腔镜放入体内，从监视器画面中观察骨盆内的状况。目前，腹腔镜不仅适用于检查，还可用于卵巢肿瘤和卵巢出血的治疗。

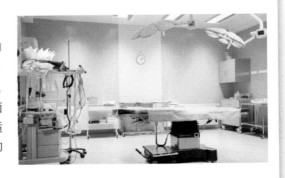

带你模拟第一次妇检的流程

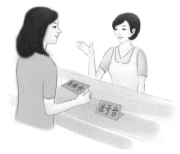

1. 挂号

　　拿出医保卡，告知挂号的医务人员你需要做妇检。

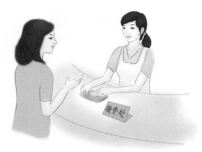

2. 缴费

　　到缴费处缴纳各项检查的费用。

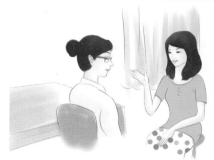

3. 问诊

　　在休息室等候医生问诊，医生问诊时要积极配合。

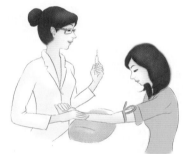

4. 妇检项目——血液检查

　　妇检的第一项为内诊，然后根据需要做血液检查。

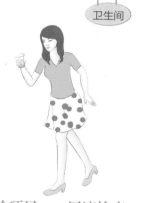

5. 妇检项目——尿液检查

　　尿液检查前要到卫生间接取少量尿液。

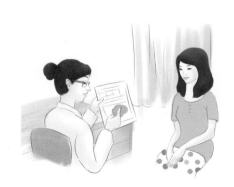

6. 查看检查结果

　　各项检查进行完毕后，回到医生办公室，听医生讲解检查结果。如果结果未出，医生会通知下次复诊时间。

迈出妇检第一步
内诊检查

　　一定有很多女性朋友是因为害怕内诊才抗拒妇检的，即使身体感觉异常也强忍着不去检查。不妨了解一下内诊的流程、注意事项，了解后有助于缓解你的顾虑，正视自己的健康，勇敢地迈出妇检第一步。

本节名词

❶ 消毒液

　　消毒液指医院用于杀菌的液体消毒剂。

❷ 触诊

　　触诊是医生通过手接触被检查部位时的感觉来判断病症的一种方法。由于手指指腹对触觉较为敏感，掌指关节部、掌面皮肤对震动较为敏感，手背皮肤对温度较为敏感，因此触诊时多用这些部位。

谨记内诊的注意事项

　　（1）如果要进行内诊，请穿着裙子去医院，因为裙子比较容易掀起来。

　　（2）内诊时将裙子挽到腰部，以免消毒液❶等液体沾到裙子上。

　　（3）如果内诊需要憋尿，一定要提前做好准备。

　　（4）如果出现阴部瘙痒、白带异常等症状，请提前告知医生。

　　（5）如果内诊时感到非常疼痛，千万不要忍着，要及时跟医生沟通。

3 个小妙招助你克服内诊恐惧

与医生建立良好的沟通关系

　　内诊前与医生沟通可了解到内诊的过程和内诊的必要性，缓解紧张情绪。

可以预约一位女性医生

　　找一位女性医生来为你做内诊，最好能在检查前就咨询清楚。

找一位同性好友陪同

　　找亲近的同性好友或者母亲陪同，可以减轻内诊时的紧张感。

你知道吗？

必须要做内诊吗？

　　大多数人心里对内诊有抵触情绪，但有些症状只有通过内诊才能发现，因此，为了自己的健康，最好接受内诊。内诊时，如果紧张，不够放松，反而会加剧不适，因此，可做几次深呼吸，以使身心得到放松。内诊感觉疼痛时，不要强忍着，要主动地表达出来，积极和医生沟通也有助于诊断。

　　没有性经历的年轻女性无论如何都会对内诊感到不安，要把这种不安感告知医生，医生会根据你的情况决定你是否有必要接受内诊。

熟悉内诊流程，克服心中恐惧

1. 坐在看诊椅上

此时，患者的下半身要全裸（内裤也要脱掉）；然后坐到看诊椅上，当电动看诊椅启动后，患者的双腿就会自然张开。一般来说，患者坐上看诊椅后，全身肌肉会因紧张而用力，此时一定要提醒自己放松下来，可以试着多做几次深呼吸。

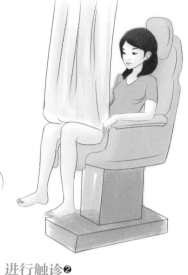

2. 进行触诊❷

首先，医生会把一种名叫"鸭嘴"的仪器放入阴道，通过"鸭嘴"仔细观察患者的阴道和子宫入口处的情况。如果患者是初诊，医生可能还会采集子宫入口处的细胞（子宫颈刮片检查），检查患者是否患有子宫癌。接着，医生会将手指头放入患者的阴道，再用另外一只手按压患者的下腹部，以此确认患者的子宫和卵巢是否有异常。

3. 超声检查

超声检查是在阴道中放入能够发出超声波讯号的探头，拍摄出骨盆内部切面的影像，对子宫和卵巢的位置与大小进行检查，诊断患者是否罹患子宫肌瘤或卵巢肿瘤。

必须要做的妇检
乳房检查

为了预防乳腺癌，在妇检时一定要进行乳房检查。通常，乳房检查分为三种，即视触诊检查、超声检查和摄影检查。一般来说，医生只要根据这些检查项目，就能判断出患者乳房上有无肿块，以及肿块是良性的还是恶性的。

本节名词

❶ 淋巴结

淋巴结是哺乳动物特有的器官。正常人的浅表淋巴结直径在 0.5 厘米之内，很小，表面光滑、柔软，与周围组织无粘连，不会出现压痛的感觉。

❷ X 线检查

X 线检查是医学上辅助检查的方法之一，可分为透视和摄片两种。透视具有经济、方便、可随意选择受检部位等特点，摄片具有清晰、可以长期保存等特点。

关爱乳房健康的 3 项检查

乳房视触诊检查

视触诊即医生通过观察乳房，用手触摸乳房或淋巴结❶来检查患者是否存在患癌可能性的一种检查方法。在视诊中，医生要观察乳房的形状是否正常、皮肤是否发红。在触诊中，医生用手直接触摸乳房，检查有无肿块、肿块的位置及大小等。

乳房超声检查

超声检查是利用超出人耳听觉范围的高频声波来接触人体，通过其反射波形成的图像来诊断各器官的活动功能。通过超声检查不仅可以发现极小的肿块，还可以检查出肿块的性质及内部形态。通过了解肿块的形态、边界，可以为肿瘤的良、恶性鉴别提供比较可靠的依据。

乳房摄影检查

乳房摄影检查也就是乳房的 X 线检查❷。检查时要用夹板将乳房挤压成扁薄状。为了能更加全面地成像，胸部的肌肉也要被拉出来夹住。检查时，会对每个乳房从上、下、左、右的方向，进行 4 次拍照。

你知道吗？

超声检查和摄影检查有何区别？

超声检查在检查中不会出现疼痛的感觉，而且，与 X 线检查不同，它不会对人体产生辐射，妊娠中的女性也可以接受这种检查。

由于乳房专用 X 线检查是用 X 射线照射人体，所以准备妊娠和正处于妊娠期或哺乳期的女性在接受检查时，要提前咨询医生是否有做该检查的必要。当乳房有胀感时，用夹板挤压乳房会有强烈的疼痛感。

不同年龄女性的乳房检查指南

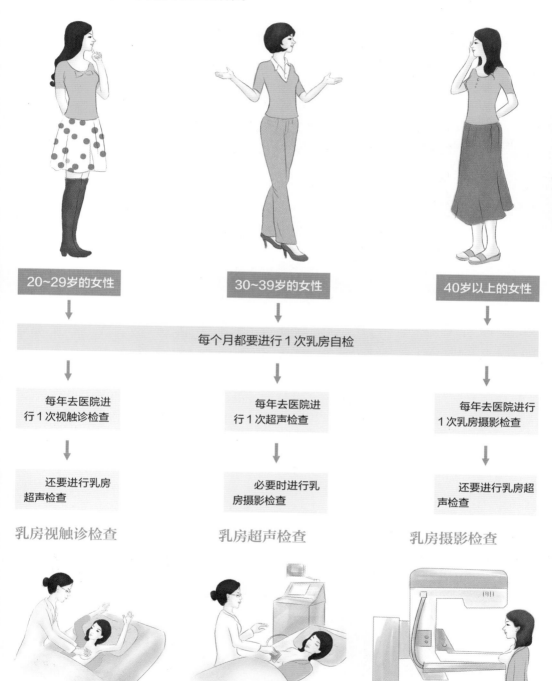

20~29岁的女性

30~39岁的女性

40岁以上的女性

每个月都要进行1次乳房自检

每年去医院进行1次视触诊检查

每年去医院进行1次超声检查

每年去医院进行1次乳房摄影检查

还要进行乳房超声检查

必要时进行乳房摄影检查

还要进行乳房超声检查

乳房视触诊检查

乳房超声检查

乳房摄影检查

轻松看懂化验单

好不容易做完妇检，拿到化验单却一头雾水，下面就教你如何轻松看懂化验单。化验单上的"＋""－"表示检测结果呈现"阳性""阴性"，有时还会出现"＋＋"或"＋＋＋"等表示程度递进的符号。

化验单上的健康密码

内诊化验单

宫颈刮片❶是筛查早期宫颈癌最有效的检查方式，化验结果：巴氏Ⅰ级，正常；巴氏Ⅱ级，炎症，指个别细胞核异质明显，但不支持恶性；巴氏Ⅲ级，可疑癌；巴氏Ⅳ级，重度可疑癌；巴氏Ⅴ级，癌。

超声检查化验单

正常子宫呈梨形，长7～8厘米，宽4～5厘米，厚2～3厘米，质地中等硬度，活动度好，多数呈前屈位。

血液检查化验单

通常血液常规检查包括红细胞计数、白细胞计数、血小板计数和血红蛋白测定，每一个项目可以测定很多参数。一般化验单上都有参考数值，"↑"则表示高于参考数值，"↓"则表示低于参考数值。

尿液检查化验单

尿液酸碱度正常为4.6~8.0；尿比重❷正常为1.015～1.025；尿胆原正常<16；潜血、白细胞、尿红细胞、尿糖、尿蛋白、胆红素正常均为阴性；尿液颜色正常为浅黄色至深黄色。

你知道吗？

为什么两家医院妇检的结果有差异？

不同的医院因检测设备不同，测量结果的参考值也不尽相同。有些在A医院属于正常范围的检查结果，到了B医院就有可能变成异常。因此，最好每年都选择同一家医院进行妇检。这样不仅可以避免检查结果差异大造成不必要的困扰，还能与妇检医生建立良好的医患关系。

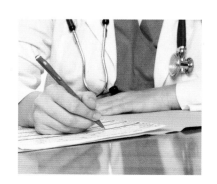

教你看懂白带检查化验单

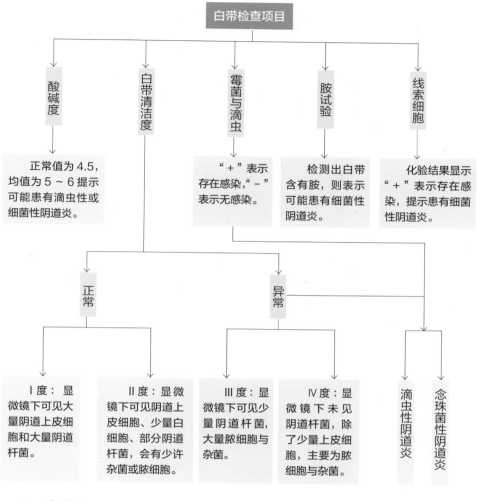

白带检查项目

酸碱度
正常值为 4.5，均值为 5 ~ 6 提示可能患有滴虫性或细菌性阴道炎。

白带清洁度

霉菌与滴虫
"＋"表示存在感染，"－"表示无感染。

胺试验
检测出白带含有胺，则表示可能患有细菌性阴道炎。

线索细胞
化验结果显示"＋"表示存在感染，提示患有细菌性阴道炎。

正常

Ⅰ度：显微镜下可见大量阴道上皮细胞和大量阴道杆菌。

Ⅱ度：显微镜下可见阴道上皮细胞、少量白细胞、部分阴道杆菌，会有少许杂菌或脓细胞。

异常

Ⅲ度：显微镜下可见少量阴道杆菌，大量脓细胞与杂菌。

Ⅳ度：显微镜下未见阴道杆菌，除了少量上皮细胞，主要为脓细胞与杂菌。

滴虫性阴道炎

念珠菌性阴道炎

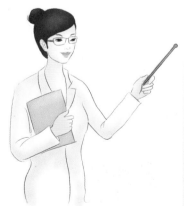

白带清洁度分为Ⅰ度、Ⅱ度、Ⅲ度和Ⅳ度4个等级。Ⅰ度和Ⅱ度属白带正常，Ⅲ度和Ⅳ度属白带异常，提示可能患有阴道炎或宫颈炎。可以结合霉菌与滴虫的检查项目进行判断，若滴虫为"＋"（阳性），则为滴虫性阴道炎；若霉菌为"＋"（阳性），则为念珠菌性阴道炎，若两者均为"－"（阴性），则无感染。

"性"福婚姻，做幸"孕"妈妈

婚姻是恋爱最好的归宿

到了适婚年龄，很多女性都会有一位长期固定的男朋友，她们大都会考虑一件事情：我是不是该结婚了，结婚到底是好是坏呢？其实，幸福优质的婚姻对女性的身心健康大有裨益，对一些妇科病的治疗也有神奇的功效。

优质婚姻对女性的三大好处

"好朋友"变得友好起来

女性婚前往往会因为卵巢❶、脑垂体等器官功能的不协调而出现月经不调，而婚后夫妻间的甜蜜相处及愉快的性生活会让女性体内的卵巢功能和雌性激素的分泌日渐趋于正常，以往出现的月经不调、痛经不见了，"好朋友"变得友好起来。

乳房变得丰满性感

有些女性因青春期雌性激素分泌不足出现胸部扁平等乳房发育迟缓的现象，而婚后的幸福生活会促进女性体内雌性激素的分泌，让乳房再次发育。这时搭配营养的丰胸食物和丰胸按摩操，乳房会逐渐变得丰满性感，让女性重新找回自信。

皮肤变得光滑细腻

甜蜜的爱情与愉快的性生活是女性的天然保养品。婚后女性由于心理和生理上的舒适体验，原本干燥粗糙的皮肤会变得光滑细腻，毛糙的头发也会变得乌黑发亮，就连干枯的指甲也会变得有光泽，这是体内自主神经系统和雌性激素产生的效果。

你知道吗？

我应该拒绝婚前性生活吗？

虽然和谐美好的性生活对女性的身心有极大的好处，但也需要了解其产生的不良后果。如果你正处于青春期，性生活对你来说便为时尚早，也许你还没有理解性生活的意义，还没有能力对其产生的后果负责。性生活是互相确定感情，加深精神交流的一种方式，而绝不是为了满足任何一方的性欲。请一定在开始性生活前谨慎考虑，以免将来后悔。

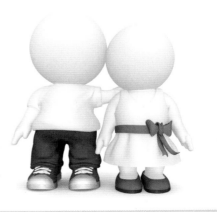

你和他的爱情之路

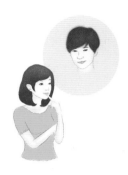

1. 最初的相遇

　　青春期的女性受体内雌性激素的影响，开始逐渐关注喜欢的异性。

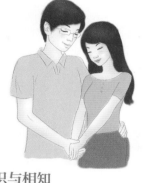

2. 相识与相知

　　彼此相爱的人想要触摸并拥抱对方是很自然的事情。

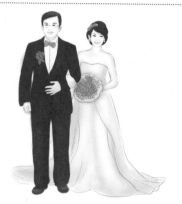

3. 婚姻是恋爱最好的归宿

　　婚姻不仅可以给女性一个温暖的家庭，对女性的身心健康也大有裨益。

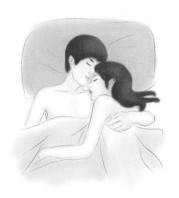

4. 性是爱最真情的流露

　　性不仅是繁育后代的方式，还是爱最真情的流露。

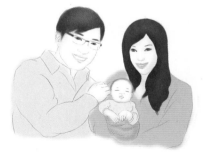

5. 孕育出爱情的结晶

　　成熟期女性与男性具备了孕育新生命的身体条件。

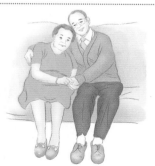

6. 相守到老

　　进入老年期，男女双方的身心都趋于衰弱，两人应互相扶持、相守到老。

性是真情的流露

很多人在听到"性行为"这个词时，都会觉得这是一件充满色欲的事情。事实上，对健康的男女来说，想碰触自己喜欢的人和想被自己喜欢的人碰触，甚至发生性行为，是一种非常自然的情感流露。

甜蜜性生活的要素——体贴的态度

　　通过性行为，能直接感受到伴侣的体温，甚至还能坦率地说出平时说不出口的欲望。所以，性行为是伴侣之间一种重要的亲肤关系，也是一种两人互相沟通的有效手段。

　　在面对自己的另一半时，男女双方都应该体贴对方，如果完全不顾及对方的感受，任性而为，或者只为了满足自己的欲望而进行性行为，那都是违反礼法的。在性行为中，既要尊重自己，也要尊重对方。在性行为的背后，原本就该互相体贴。

甜蜜性生活的条件——正确的知识

　　如果两个人因为彼此相爱就一时冲动发生性行为，有可能会感染性病❶或意外怀孕。如果忽视了性病的传染性，那么，自己可能被对方传染上性病，或者对方可能被自己传染上性病。如果意外怀孕，但又由于种种原因不能要孩子，最终就不得不选择堕胎，从而对自己的身心造成严重伤害。所以，为了防止这些悲剧的发生，无论男女，一定要对性行为和性病传染有正确的了解和认识。

你知道吗？

性行为过程中感觉不舒服，难道我是性冷淡？

　　如果是性冷淡❷，通常不论对方触摸自己身体的哪个部位，都会觉得不舒服。从性感觉异常现象来说，性冷淡的人必须接受精神方面的治疗。但大多数没有性感觉的人是因为对性行为本身感到不安，或者是由于羞耻等心理方面的原因造成的。在这种情况下，只要放松身心就能解决问题。

揭开身体敏感区的神秘面纱

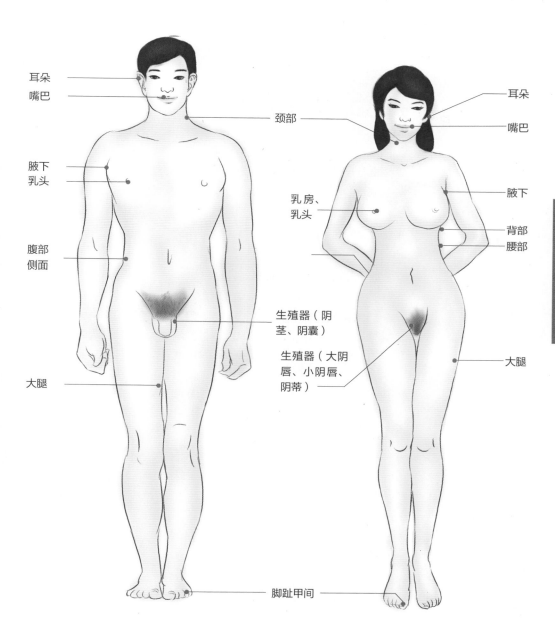

耳朵
嘴巴
腋下
乳头
腹部侧面
大腿

颈部

生殖器（阴茎、阴囊）
生殖器（大阴唇、小阴唇、阴蒂）
脚趾甲间

耳朵
嘴巴
腋下
背部
腰部
乳房、乳头
大腿

爱他，从了解他的身体开始

　　了解另一半的身体构造是开始甜蜜性生活的第一步。男性的生殖器与女性大不相同，女性的外尿道口和阴道是分开的，男性的尿液和精液却是从同一个外尿道口排出的，而且男性的生殖器在身体的外侧。

阴茎是男性兴奋情绪的集中处

　　男性一旦受到性刺激，阴茎就会变大变硬，并充血膨胀，产生所谓的"勃起"现象。勃起是因为兴奋情绪传到大脑的同时，也传到了腰椎里的勃起中枢，促使血液大量流入阴茎中的海绵状组织（海绵体❶），从而引发的一种现象。由于这种现象无法自行控制，所以即使伴侣不在身边，但男性只要接收到照片或影片等外来的视觉或听觉刺激，就能产生勃起现象。

男性的兴奋情绪可瞬间到达高峰

　　男性只要勃起，兴奋情绪就会立刻高涨，迅速达到高峰，并释放出乳白色的精液准备射精。射完精后，阴茎又会立即收缩变小，同时，兴奋情绪也会迅速降温。性欲和身体的剧烈变化一样，会随之骤降。换句话说，男性只要勃起，就会产生射精的欲望，一旦完成射精，性欲就会马上减退。

　　相反，女性对性的反应比男性缓慢，这也是男性和女性最大的不同。女性必须通过亲吻或身体上的抚摸等直接的性刺激，才能逐渐提高兴奋情绪，即使性行为结束了，兴奋的情绪或对性的感觉也不会很快冷却下来，必须经过一段时间才能恢复到平静状态。

你知道吗？

无精子精液会使女性怀孕吗？

　　"无精子精液"指射精前从阴茎中流出来的无色透明分泌物，其学名为"尿道球腺液"。为了不让尿液和精液混杂在一起，尿道球腺液具有在射精前对尿道内部进行中和的作用，虽然这并不是精液，但它仍含有极其微量的精子，仍有可能使女性怀孕。因此，一般认为可靠的避孕措施，不仅要将避孕重点集中在射精上，还要在阴茎插入前就做好避孕准备。

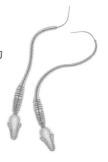

男性生殖器的构造剖析

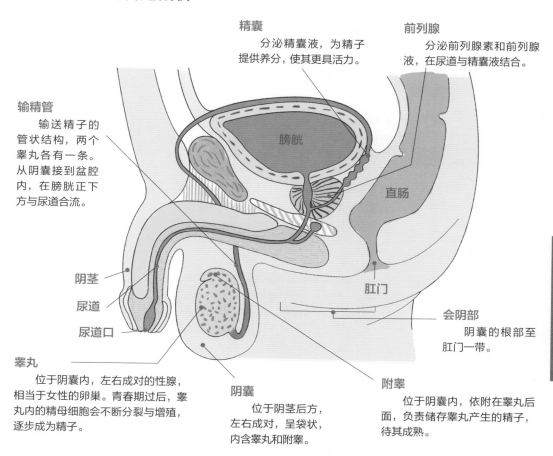

精囊
分泌精囊液，为精子提供养分，使其更具活力。

前列腺
分泌前列腺素和前列腺液，在尿道与精囊液结合。

输精管
输送精子的管状结构，两个睾丸各有一条。从阴囊接到盆腔内，在膀胱正下方与尿道合流。

膀胱

直肠

阴茎

尿道

尿道口

肛门

会阴部
阴囊的根部至肛门一带。

睾丸
位于阴囊内，左右成对的性腺，相当于女性的卵巢。青春期过后，睾丸内的精母细胞会不断分裂与增殖，逐步成为精子。

阴囊
位于阴茎后方，左右成对，呈袋状，内含睾丸和附睾。

附睾
位于阴囊内，依附在睾丸后面，负责储存睾丸产生的精子，待其成熟。

性福婚姻，做幸孕妈妈

性兴奋时阴茎的变化

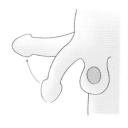

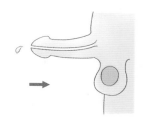

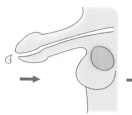

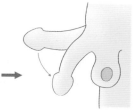

阴茎受到性刺激时开始勃起。

阴茎越来越大，越来越硬。同时，阴茎前端开始分泌尿道球腺液，阴茎做好了随时插入的准备。

兴奋达到高潮，尿道肌肉开始收缩并释放出精液。

射精后，阴茎迅速缩小一半，然后逐渐恢复到勃起前的状态。

避孕也是表达爱意的方式

人类最原始的性行为是为了繁衍子孙后代，因此只要发生性行为，就可能会怀孕。但如果女性没做好怀孕的准备，却意外受孕并被迫流产，那不仅会扼杀一个小生命，也会伤害自己的身体。因此，发生性行为时，一定要谨慎避孕，要明白避孕也是情侣间表达爱意的一种方式。

本节名词

❶ 避孕药

避孕药指女性口服避孕药，主要通过抑制排卵，并且改变子宫颈黏液，导致精子不易穿透，或改变子宫和输卵管的活动方式来阻碍受精卵的运送，以此达到避孕效果。

❷ IUD

IUD指宫内节育器，放置在育龄女性的宫腔内，通过机械性刺激及化学物质干扰，使受精卵无法在子宫着床，达到避孕目的。

健康避孕，享受生活

因意外受孕而被迫进行的人工流产不仅会伤害女性的身体，也会对女性的心灵造成一定的伤害；情况严重时，甚至可能因此而导致不孕。如果不想经历这样的痛苦，就必须对避孕有正确的认识，并且要正确了解有关避孕的知识。当然，避孕也有失败的时候，一旦你意外怀孕，而你的伴侣却无法接受这一事实，那么，今后你应该有勇气拒绝他的求欢。

选择适合自己的避孕方法

避孕的方法很多，各有优劣。其中，避孕药❶的主要作用是强行中止排卵，避孕套的主要作用是防止精子进入子宫。此外，通过阻止受精卵在子宫着床的宫内节育器（IUD ❷）及预测排卵日的基础体温法等也能有效避孕。

下一节会着重介绍几种主要的避孕方法，并对它们的特点和操作方法进行详细说明。但必须要注意的是，没有哪种避孕方法能够达到百分之百的效果，最好能够结合各种方法的优缺点，选择适合自己的。如有需要，可以选择多种不同的方法进行避孕。

你知道吗？

使用避孕套有哪些注意事项？

虽然男性使用避孕套可使避孕的效果高达 90% 以上，但一定要注意掌握正确的使用方法和一些必要的注意事项，否则可能导致避孕套在阴道内破裂或脱落，最终使精液流入阴道。避孕套的最佳使用时机是在阴茎充分勃起时，使用时要注意将前端的空气挤出，使避孕套与阴茎紧密相贴。此外，连续 2 次性交时，要注意更换避孕套，以防止第一次性交后阴茎变软致使精液漏出。

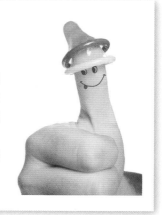

男性避孕套的使用方法

正确的戴法

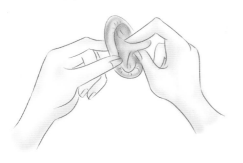

（1）将避孕套从包装袋内取出，用手轻轻捏住前端，将套内的空气挤出。

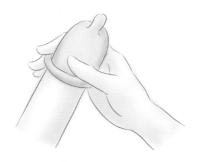

（2）将避孕套紧紧套在阴茎前端上面。

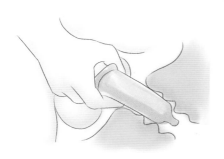

（3）用一只手捏住避孕套前端，另一只手以绕转的方式将避孕套朝下拉。

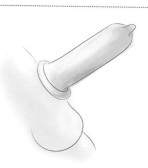

（4）射精后，用手捏住避孕套底部以免滑落，同时将阴茎迅速从阴道中抽出。

正确的摘法

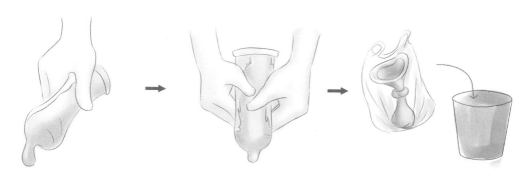

（1）射精后用手小心地将阴茎和避孕套一起从阴道中拔出。

（2）将避孕套从阴茎上取下，注意不要漏出精液。

（3）将避孕套的口用绳子扎好，装进塑料带后扔掉。

避孕套不是避孕的唯一选择

在各种避孕方法中，使用最广、价格最便宜、最常见的是男性避孕套。不过除了使用男性避孕套，还有很多种其他避孕方式，如使用女性避孕套、杀精子剂、IUD，基础体温法，进行结扎手术等。

本节名词

❶ 聚乙烯

聚乙烯是由乙烯经聚合制成的热塑性树脂，具有无毒、化学稳定性好、耐低温、耐大多数酸碱侵蚀的特点。

❷ 结扎手术

结扎手术分为输卵管结扎术和输精管结扎术，目的是阻止卵子和精子的汇合，达到避孕的目的。

五大各具特色的避孕法

女性避孕套——避孕的同时预防性感染

放置在女性阴道中的避孕套，必须在阴茎插入前先放好。由于这种避孕套同时将女性的外阴道和内阴道两侧与阴茎隔离，所以可有效预防性病感染。

杀精子剂——配合避孕套的辅助避孕法

杀精子剂是在发生性行为前使用的。在发生性行为前先把药剂放进阴道中，通过杀死在性行为中进入阴道的精子，达到避孕的目的。

宫内节育器（IUD）——适用于有生产经历的女性

将一种用聚乙烯❶制成的很小的避孕器具放置在子宫中，以防止受精卵在子宫内着床。只要将其一直放置在子宫内，就能一直避孕。

基础体温法——适合了解身体周期的女性

这是根据月经期内雌性激素的分泌来预测排卵日期，将排卵日前后看作危险日的一种避孕方式。这种方法最好配合其他避孕法使用。

结扎手术——适用于不打算再生育的女性

结扎手术❷是五种避孕法中最有效的一种，但做了结扎手术也意味着将不能再自然怀孕。这一方法适合已经生育过且不打算再生育的人。

你知道吗？

进行性行为时避孕套意外破裂，有什么补救办法吗？

在进行性行为时，若避孕套意外破裂，可以采取一种紧急的避孕方法，即服用紧急避孕药。在发生性行为后的 12 小时内，要及时服用 1 次紧急避孕药，12 小时后，再服用 1 次紧急避孕药，这样能有效防止受精卵在子宫着床。不过，这种避孕药只能偶尔服用，不适合长期服用，它的不良反应有头痛、呕吐等。

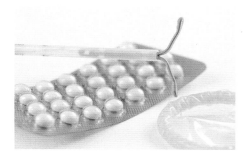

女性避孕套的使用方法

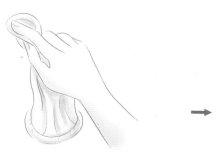

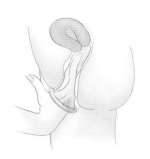

（1）食指顶住避孕套的圆圈内部，用大拇指和中指轻轻抓住避孕套的两边，将避孕套伸展开。

（2）直接将避孕套插入阴道，继续用食指将避孕套顶进去，直到阴道深处，然后固定住避孕套即可。

盘点六大避孕法的优缺点

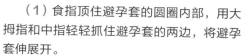

避孕法	优点	缺点
男性避孕套	● 容易购买 ● 使用方法简单 ● 避孕的同时防止性病感染	● 需要男性的配合 ● 如果没有正确使用，效果较差
女性避孕套	● 避孕的同时防止性病感染	● 阴道有异物感
杀精子剂	● 容易购买 ● 使用方法简单	● 药效受时间限制 ● 避孕效果差，最好不要单独使用
宫内节育器	● 一次使用，多年避孕 ● 女性可根据自己的意愿选择是否使用	● 不适合无生产经历者 ● 月经量多、痛经严重者不宜使用
基础体温法	● 只需要购买基础体温计 ● 可通过基础体温管理自身健康	● 基础体温的测量容易有误差 ● 不适合高温期和低温期不明显的人
结扎手术	● 进行一次，便可实现长期避孕 ● 成功率很高	● 手术后无法再怀孕；若要怀孕，需要进行再通手术

性福婚姻，做幸孕妈妈

低剂量避孕药的小妙用

避孕药是一种含有雌性激素的药物，服用后，能通过抑制排卵达到避孕的目的。其避孕效果好，同时还能够缓解月经引起的各种不适症状。此外，低剂量避孕药还藏着一些鲜为人知的小秘密。

本节名词

❶ 脑血栓

在脑动脉粥样硬化和斑块基础上，一旦血流缓慢、血压偏低，血液的有形成分就容易附着在动脉的内膜上，从而形成血栓，我们称为"脑血栓"。

❷ 脑卒中

脑卒中又叫作"脑血管意外"，是一种突然发病的脑血液循环障碍性疾病。当某种诱因引起脑内动脉狭窄、闭塞或破裂时，就会造成急性脑血液循环障碍。

❸ 心肌梗死

心肌梗死指急性、持续性缺血和缺氧引起的心肌坏死。

低剂量避孕药的神奇功效

低剂量避孕药是由两种雌性激素构成的一种口服避孕药，女性服用了这种避孕药后，血液中雌性激素的含量会降低，会促使卵巢停止排卵，从而不易受孕。只要正确服用，这种避孕药的避孕有效率还是很高的。不过，服用避孕药需要征得医生的同意，所以，在服药之前，应该先去医院的妇产科接受检查。

此外，低剂量避孕药能帮助女性稳定体内的雌性激素，对痛经与经前期综合征有一定的缓解作用，对子宫肌瘤、子宫内膜异位症等妇科疾病也有一定的治疗效果，所以，低剂量避孕药有时也被医生当作治疗药来使用。

正确服用才会发挥效果

低剂量避孕药必须每天按照规定按时服用，才会取得良好的避孕效果。如果因故忘记服用，或者只有一天没有服用，那么第二天多服一倍剂量即可。但是，如果连续 2 天以上没有服用，那么就必须停止服药，等到下次月经来时再重新调整服药周期表，在停药的这段时间，应该采用其他避孕方法。

你知道吗？

每个女性都可以吃避孕药吗？

并不是每个女性都能服用避孕药。有下列情形的人，在服用避孕药前，必须征得医生的同意。第一，有较长吸烟史的女性；第二，有心脏病的女性；第三，处于哺乳期的女性；第四，患有恶性肿瘤的女性；第五，肝功能差的女性；第六，有过脑血栓❶、脑卒中❷、心肌梗死❸等病史的女性。此外，如果还有其他疾病，也必须在征询医生的意见后，再决定是否服用。

低剂量避孕药的正确服用方法

低剂量避孕药必须从月经结束后的当天开始服用，并且按照顺序，每天服用一粒（为了便于记忆，也可以从星期天开始服用）。

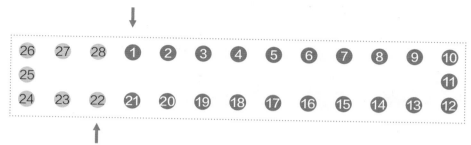

在服用低剂量避孕药后的第 22 ~ 28 天会来月经，月经期间不能再服用，不过，为了在月经之后继续服药，可在月经期间改服不含激素的维生素剂。28 天为一个服用周期，结束后再继续下一个周期。

低剂量避孕药鲜为人知的神奇功效

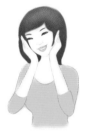

改善粉刺和肌肤粗糙

低剂量避孕药可使女性体内的激素保持平衡，可有效改善肌肤粗糙及因雄性激素分泌过多引起的粉刺。

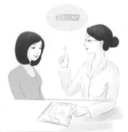

可以缓解子宫内膜炎的症状

低剂量避孕药可抑制子宫内膜增殖，因此可以缓解子宫内膜炎带来的痛苦。

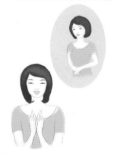

可以缓解痛经和月经量多

低剂量避孕药可抑制子宫内膜炎的发生，有效缓解痛经、经前期综合征及月经量过多等问题。

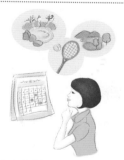

可以推迟或提前月经

可以通过服用低剂量避孕药来调控月经时间，避免月经在旅行或出差期间来潮。

从容应对意外怀孕

很多女性由于避孕失败或意外伤害而不得不进行人工流产。一般来说，在流产前，应该与伴侣或家人商量。确定要流产后，就要尽快前去正规医院的妇产科接受检查。

不得不进行的人工流产手术

若怀孕不超过 7 周，可以通过药物流产。若怀孕不超过 11 周，流产主要采取用器具将子宫内的胎儿取出来的方式。

若怀孕超过 12 周，胎儿已经比较大，胎盘也基本成形，子宫也变得比较柔软，流产主要采用人工催产的方式，在采用这种流产方式时，患者会有剧烈的疼痛感，必须住院。

若怀孕超过 22 周，胎儿已经足够大，在母体外基本可以存活，所以就不宜再进行人工流产❶。

手术前后的注意事项

手术前

调整好心态，晚上超过 10 点不要再吃东西，早点睡觉，为手术养足精神和体力。手术当天的早晨不要吃饭和化妆，手术前医生会先检查接受手术者的身体状况，拿出之前放入体内用于扩张宫颈的宫颈扩张器❷。

手术后

手术后应注意以下几点。

（1）在家静养 3 天左右。

（2）按照医嘱保养好身体。

（3）在得到医生同意之前禁止性行为。

（4）手术 10 天后如果还有出血或者下腹疼痛等症状，要立即去医院就诊。

你知道吗？

人工流产会不会有后遗症？

由于人工流产会人为终止妊娠状态的激素分泌，所以可能会导致激素平衡紊乱，出现头晕、头疼等症状，因此，手术后一定要好好休息，静养一段时间。为了预防一些意外的后遗症，如不孕、月经不调、意外出血等，手术后要定时接受检查。此外，很多女性在人工流产后会出现不想再进行性生活、厌恶男性等心理创伤，这时家人和爱人一定要细心呵护，帮助她们走出阴影。

不同怀孕时期的人工流产过程

怀孕 7~11 周

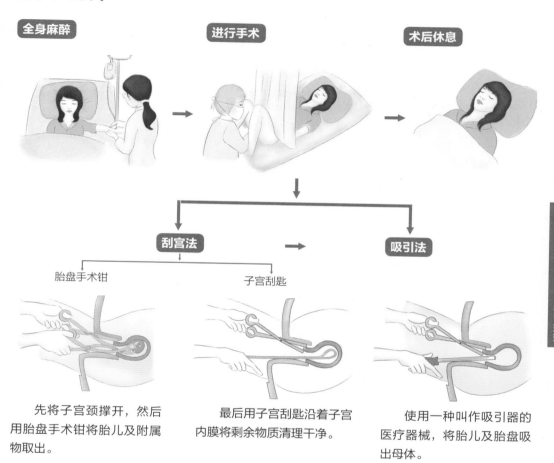

| 全身麻醉 | 进行手术 | 术后休息 |

刮宫法 → **吸引法**

胎盘手术钳　　　子宫刮匙

先将子宫颈撑开，然后用胎盘手术钳将胎儿及附属物取出。

最后用子宫刮匙沿着子宫内膜将剩余物质清理干净。

使用一种叫作吸引器的医疗器械，将胎儿及胎盘吸出母体。

怀孕 12 ~ 22 周

　　若怀孕超过12周,便无法使用上述两种方法进行人工流产,通常采用人工催产的方式。相比之下,人工催产产生的疼痛感更加强烈,需要住院进行手术。

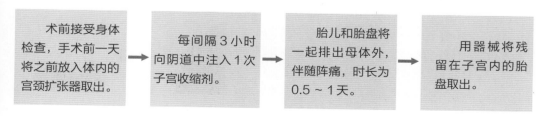

| 术前接受身体检查，手术前一天将之前放入体内的宫颈扩张器取出。 | 每间隔3小时向阴道中注入1次子宫收缩剂。 | 胎儿和胎盘将一起排出母体外，伴随阵痛，时长为0.5~1天。 | 用器械将残留在子宫内的胎盘取出。 |

告别不孕，做幸"孕"妈妈

育龄夫妇在没有避孕且性生活正常的情况下，如果超过 2 年无法怀孕，这种情况就有可能是患了不孕不育症。一般来说，不孕不育的原因可能是因为女方的问题，也有可能是男方的问题，夫妻应该一同接受检查。

本节名词

❶ 子宫内膜息肉

子宫内膜息肉是附着在子宫腔内壁的肿物，是子宫内膜增生过盛造成的，可发生于任何年龄。

❷ 输精管

输精管是输送精子的重要管道，大约长 40 厘米，一端与附管汇合后形成射精管。输精管是将成熟精子从附睾输送到前列腺部及尿道的唯一通道。

引起女性不孕的四大原因

排卵障碍 女性过胖、过度减肥、压力过大等，都会造成雌性激素分泌失调，导致无法正常排卵，或卵子难以发育成熟，引发不孕。

输卵管障碍 当女性的输卵管被阻塞，或者输卵管的伞部无力获得卵子时，也有可能造成不孕。

子宫着床障碍 女性体内黄体素的分泌情况不良，或者患有子宫肌瘤、子宫内膜息肉❶等疾病，受精卵就无法在子宫着床，也就无法受孕。

子宫颈障碍 子宫颈的黏液状况欠佳，或者女性体内含有排斥精子的抗体，都会使精子无法顺利进入子宫，导致不孕。

引起男性不育的三大原因

造精功能障碍 男性体内制造精子的功能出现了问题，也一样会导致不育，这种情况占男性不育症总数的 80% ~ 90%。

精路障碍 精路障碍指精子依次通过的附睾、输精管❷、精囊与前列腺中的某处出现异常，使精液中不含精子，从而导致不育。

性功能障碍 男性无法勃起，或者虽然能够勃起却无法射精等，这些情况也会让女性难以受孕。

你知道吗？

不孕的检查项目有哪些？

不孕检查主要包括以下几个项目：❶ 子宫颈黏液检查。在排卵日前，取子宫颈处的黏液进行检查。黏液的量过少或混浊，或者黏性太强，精子都难以顺利进入子宫腔。❷ 性交后检查。患者在排卵日的早晨进行性行为，然后取出子宫颈中的黏液，检查里面是否有精子。❸ 子宫输卵管摄影。在月经结束后进行 X 线检查，观察子宫和输卵管的状态。❹ 超声检查。检查子宫和卵巢的状态。

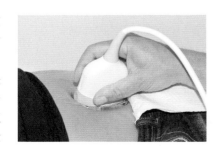

积极治疗，告别不孕

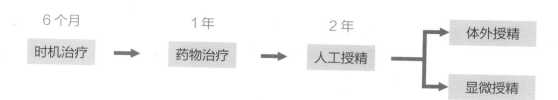

6个月	1年	2年	
时机治疗 →	药物治疗 →	人工授精	体外授精 / 显微授精

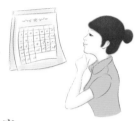

时机治疗

　　通过对患者进行超声检查，确认患者卵泡的大小和尿液中雌性激素的含量，确认子宫颈中黏液的状况，从而推算出准确的排卵日期，然后患者在排卵日进行性行为，以此大大提高受孕的概率。

药物治疗

原因	治疗方法
输卵管不畅	通气法或通水法
排卵障碍	使用排卵诱发剂刺激卵巢排卵
黄体素分泌不足	在高温期注入黄体素或性腺刺激激素等

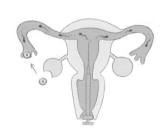

人工授精

　　如果在进行了时机治疗和药物治疗后，仍然没有效果，那么可以考虑进行人工授精——先取男性的精液，再配合女性的排卵期，将精液注入女性子宫深处。

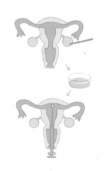

体外授精

　　分别取女性的卵子和男性的精子，让卵子和精子在体外受精，然后将分裂4~8次后的受精卵移植回女性的子宫。

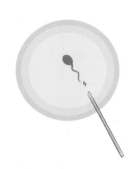

显微授精

　　在显微镜下，用非常细的玻璃针将获得的精子注入卵子的细胞质内，从而使其受精。这种方法尤其适用于男子无精症。

精子与卵子的浪漫邂逅

生命的孕育是一件神奇的事情，因为这需要仅能生存一天的卵子与上亿精子中的一个相遇才能产生。如果你是一位正在计划实现这场奇遇的女性，不妨一同来了解一下妊娠奇妙的生理过程。

本节名词

❶ 阴道内酸性环境

阴道内部通常呈酸性，pH 值一般约为 6.2。这种酸性环境不但能起到杀菌的作用，而且具有自净的功能。

❷ 输卵管

输卵管是输送卵子的弯曲管道，长为 10~12 厘米，连于子宫的两侧。它执行卵子的运送、受精、营养和胚胎的发育功能。

❸ 囊胚

受精卵经卵裂分割成多个小细胞，这些小细胞形成的中空球形体就是囊胚。

一切源于精子与卵子的相遇

卵子从卵巢中飞奔而出，遇到精子后成为受精卵，这一刻就开始了怀孕。

女性几乎每个月都会排 1 次卵，每次只能排出 1 个成熟的卵子，再加上卵子进入输卵管后只能存活 24 小时，所以精子如果没能在这段时间里遇到卵子，就无法怀孕。

虽然男性在每次性行为中，都能射出上亿个精子，但这些精子绝大多数都会死于阴道内酸性环境❶中，最后存活下来的精子大约会在射精后 1 小时内到达输卵管，不过能进入输卵管❷的精子也就只有几十个到几百个而已，在这些侥幸存活下来的精子中，又只有 1 个精子能被卵子接受，成为受精卵。

受精卵着床预示着怀孕的正式开始

受精卵会不断分裂，由 1 个分裂为 2 个，再分裂为 4 个，如此继续，到了第 5 天，会形成囊胚❸，同时从输卵管进入子宫。在排卵后，子宫内膜就会慢慢变得像棉被一样又厚又软，准备迎接囊胚的到来。囊胚在子宫内膜上固定下来称为着床。卵子从受精开始，需要 7 ~ 10 天的着床时间。受精卵着床后，怀孕的旅程就正式开始了。

你知道吗？

双胞胎是怎样形成的？

女性每个月通常都只会排出 1 个卵子，顺利受精后就会孕育出 1 个胎儿，但如果出现以下两种情况，则有可能孕育出双胞胎。一种情况是 1 次排出 2 个卵子受精的异卵双胞胎，这种情况下，胎儿的性别和血型有可能不一样；另一种情况则是 1 个卵子受精后在早期便卵裂成 2 个胚芽的同卵双胞胎，这种情况下，胎儿的性别和血型是一样的，就连外貌也会十分相似。

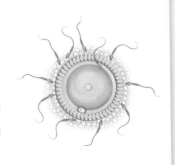

怀孕——体内的一场无声变革

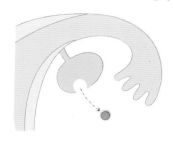

1. 一个卵子从卵巢中飞奔而出（排卵）

卵子从女婴出生时就开始逐渐累积在卵巢中，等其中一个卵子终于成熟，就会独自从卵巢中飞奔而出，这个过程称为"排卵"。

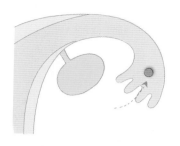

2. 卵子进入输卵管

卵子从卵巢中飞奔出来后，会被输卵管前端的伞部抓住，一路进入输卵管的壶腹，然后在这里安静地等待着精子的到来。

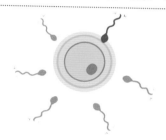

3. 精子向着卵子奋勇前进

男性1次射精能够释放出1亿个以上的精子。但是，在通往阴道和子宫的过程中，绝大多数精子会死亡，只有少数精子能够顺利通向输卵管的壶腹部位。

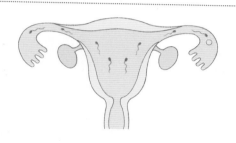

4. 精子遇上卵子

射精后大约1小时，几十个甚至几百个精子最终突破重重阻碍，成功来到输卵管的壶腹部位，并与卵子相遇。

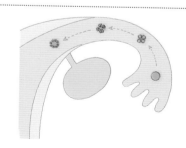

5. 受精卵移向子宫

精子一旦和卵子结合，就会形成受精卵，受精卵的表面会生成一层膜，杜绝其他精子的进入。从此，受精卵正式成为一个细胞，开始成长。受精卵不断分裂，同时经过输卵管移向子宫。

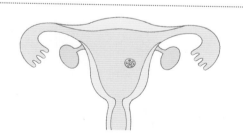

6. 受精卵进入子宫

受精卵进入子宫后，会进入松软的子宫内膜等待着床，着床后就正式揭开了怀孕的序幕。受精卵着床后，会继续进行细胞分裂，逐渐形成胎儿与胎盘。

"性"福婚姻，做幸"孕"妈妈

向三口之家迈进
"备孕革命"

怀孕生产与每个人的日常生活有着直接的关系。为了孕育一个既聪明又健康的宝宝，在孕前一定要在身体、心理、经济等方面都做好充分的准备，下面将要介绍在怀孕之前需要注意哪些事情。

孕前小细节，让宝宝赢在起跑线上

育龄女性一旦决定备孕，必须戒烟，因为尼古丁❶可能会导致不孕，也会危及孕期胎儿和产后婴儿的健康。不仅自己要戒烟，伴侣和家人也应该戒烟。

因为日常服用的一些药物中通常含有可能会影响胎儿健康发育的成分，所以，备孕期间如果需要服药，必须征得医生的同意。

日常生活与工作中压力过大也会造成不孕，运动过量或过度减肥也有可能导致停止排卵，所以，对这些情况都必须特别注意。

掌握最佳受孕年龄

现代社会中，越来越多的女性参与社会生活，结婚的年龄也越来越晚，平均生育年龄也在逐年提高。但是，从医学角度来说，女性的最佳生育年龄是 25 ~ 35 岁。

女性一旦超过 35 岁，通常就难以受孕，也更易罹患妊娠期高血压疾病❷，甚至必须剖宫生产。35 岁以上的女性怀孕也有优势，因为这个年龄的女性，通常在经济上和精神上都做好了充分的准备。

相反，如果女性年龄小于 18 岁，由于身体的发育还没有完全成熟，此时怀孕很容易给母子双方带来较大的风险，产后也需要更精心的照顾。

你知道吗？

准爸爸应该做哪些准备呢？

孕育"优质宝宝"不仅需要准妈妈的努力，准爸爸也担负着提供优质精子的重任。一般来说，男性每 3 个月会生成一批新的精子，因此，准爸爸们至少应在备孕 3 个月前就在日常生活中注意以下几点：❶ 远离香烟；❷ 告别酒精；❸ 不穿紧身裤和化纤内裤；❹ 不要长时间骑脚踏车；❺ 不要频繁使用手机和电脑，尤其注意不要将笔记本电脑放在膝盖上，这对精子的产生非常不利。

备孕期注意事项

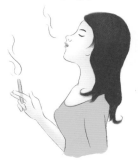

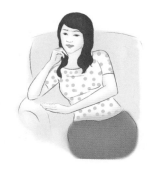

● 香烟中的尼古丁可能会导致不孕，同时也会危及孕期胎儿和产后婴儿的健康，因此女性在备孕时和孕期必须戒烟。

● 备孕期，夫妻双方都应保持良好的卫生习惯，避免感染和炎症；还要保持规律的作息，避免熬夜及过度劳累，保持愉悦的心情。

● 肥胖不仅影响女性的外形，也会影响怀孕和分娩的过程和结局。肥胖会增加孕产期不良事件的发生率，如死胎、早产等。肥胖女性最好在备孕期就把体重控制在合理范围内。

● 一些药物中含有可能会影响胎儿健康发育的成分，备孕期间服药必须征得医生的同意。

怀孕前必须要做的 6 项检查

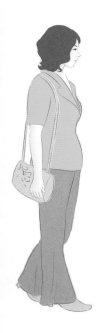

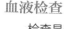

血液检查

检查是否有贫血及其他血液病，了解血型。

尿液检查

检查是否有糖尿病，以及泌尿系统感染、肾炎等肾脏方面的疾病，因为怀孕期间会加重女性的肾脏负担。

白带检查

检查有没有阴道炎及可引起胎儿宫内或产道内感染的疾病。如有感染，应推迟受孕时间，先进行治疗。

超声检查

检查子宫与卵巢的发育情况，判断宫颈管长度，输卵管有无异常，是否有子宫畸形、子宫肌瘤、卵巢肿瘤等病症。

牙齿检查

妊娠期间用药和拔牙会对胎儿造成影响，牙龈发炎时，细菌易进入体内引起胎盘血管内膜炎，从而影响胎盘功能，导致早产。因此，孕前应做好牙齿检查。

染色体检查

检查有无染色体异常，了解男女双方的生育功能、预测生育染色体病（如唐氏综合征）后代的风险。提前采取有效措施，达到优生目的。

充满期待的初次产前检查

　　孕期女性初次产前检查不仅可以确定宝宝是否开始在自己体内"安营扎寨"，还能全面了解自身的健康状况。大家不妨了解一下出现何种症状时可以去医院进行初次产前检查，以及初次产前检查时医生会问的问题。

最近身体出现了又惊又喜的变化

　　女性一旦怀孕，身体就会出现各种明显的变化，其中最明显的是月经不再来临。周期性的月经如果超过预定日 7 天以上还没有来，或者基础体温始终居高不下，那就意味着你可能怀孕了。除此之外，怀孕还有一些别的变化，例如，总是想呕吐、焦虑❶、唾液变多、疲倦，或者总是想睡觉等，都是怀孕的主要症状。

初次产前检查时会被问到的问题

关于生产的问题

　　（1）是否有怀孕、流产或堕胎的经历，具体时间和次数。

　　（2）是否有生产的经历，具体时间和次数，采取过哪种生产方式。

关于家庭和生活习惯问题

　　（1）是否有家人得过重大疾病。

　　（2）是否有过敏❷现象。

　　（3）是否得过大病及是否做过手术。

　　（4）目前是否生病及服药。

　　（5）是否有抽烟或喝酒的习惯。

关于月经的问题

　　（1）最后一次月经的日期及持续时间。

　　（2）月经周期是多少天。

　　（3）月经来时是否有痛经现象。

　　（4）经期外是否有出血现象。

　　（5）月经初潮的时间。

你知道吗？

如何选择产前检查的医院？

　　医院的规模和大小不同，既有大型的综合性医院，也有专门的妇产科医院，每所医院的条件和医疗技术水平也存在一定差异。一般来说，建议孕妇选择离家最近、最方便的医院，这样既便于检查，也便于临产前及时赶到医院。

熟悉初次产前检查的基本流程

1. 问诊

　　初诊时告诉医生自己疑似怀孕，并讲明身体最近出现的症状。

⬇

2. 尿液检查

　　如果有必要，医生会要求你采集尿液，进行尿液检查。

⬇

3. 内诊

　　医生可能会要求你脱下内裤，坐上看诊椅，此时应该尽量放松。

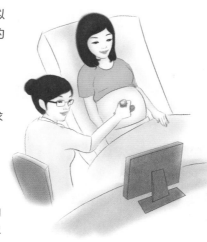

5. 诊断

　　如果你确定怀孕，医生会明确地告诉你现在是怀孕第几周，以及预产期等具体情况。

⬆

4. 超声检查

　　通过影像从阴道或腹部上方观察子宫中的情况，以此确认是否已经怀孕，同时确认胎儿当前的状况。

怀孕时孕妈妈子宫的状况

胎盘

　　受精卵着床后，会继续进行分裂，并形成胎盘。胎盘主要为胎儿提供氧气和营养，并接收胎儿的排泄物，同时分泌生产时需要的激素。

脐带

　　脐带连接着胎盘和胎儿，负责将氧气和营养输送给胎儿，并帮忙搬运胎儿排泄出的废物。

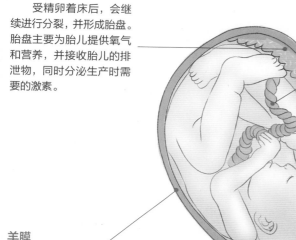

羊水

　　羊水是充满子宫的一种液体。胎儿出生之前都会漂浮在羊水中。羊水具有缓冲的作用，能够缓和外界对胎儿的刺激。

羊膜

　　羊膜包覆着胎儿与羊水，它是子宫内侧的一层膜。

孕期发生的奇妙变化
怀孕初期

怀孕初期是胎儿身体开始发育的重要时期，孕妈妈在这一阶段除了谨遵不要吸烟、避免服用药物和接触 X 射线、穿着平底鞋、注意休息、不穿紧身衣等日常生活中应该注意的事项，还尤其要注意以下三大危险。

怀孕初期警惕三大危险

先兆流产 / 流产

在怀孕初期，一定要留意先兆流产❶和流产。怀孕 21 周前，胎儿可能会因为各种原因"跑"出子宫，孕妈妈如果出现了阴道出血、下腹部疼痛或腰痛等症状，千万不要勉强自己，此时必须安静休息。

妊娠恶阻

如果在妊娠 1 ~ 3 个月时出现了严重的恶心、呕吐、眩晕和胸闷等症状，甚至严重到闻到食物的味道就会吐，吃进去的东西也会立刻吐出来，那么就有可能是妊娠恶阻的情况。有时呕吐严重还会引起脱水❷，少数女性甚至出现不能继续妊娠的情况。因此，一旦出现以上症状，切不可忍耐耽搁，一定要及早到医院就诊。

宫外孕

宫外孕指受精卵在子宫外着床。发生这种情况时，虽然能够从尿液中检查出怀孕，但妇科超声却无法检测到胎儿。根据受精卵着床的部位，有时会有出血状况，甚至会出现严重的下腹部疼痛等情形，一旦发现异常，最好迅速去医院检查。

你知道吗?

如何应对早孕反应?

早孕反应是妊娠初期的主要特征，不过发生的时间和程度却因人而异。大多数孕妈妈都会出现无食欲、闻到怪味就想吐的症状，下面就教你几个应对早孕反应的饮食小妙招：❶ 少食多餐，在正餐中加入一些小零食，如坚果、奶制品等；❷ 及时摄入水分，防止因为呕吐而脱水，如喝一些开胃的酸梅汤、西瓜汁等；❸ 饮食以清淡为主，不要吃过于油腻的食物，多吃蔬菜，预防便秘。

怀孕初期孕妈妈和胎宝宝的奇妙变化

怀孕时期	孕妈妈的情况	胎宝宝的情况
1~4周（1个月）	●子宫的大小和怀孕前没有太大差异 ●肉眼很难发现自己怀孕了	●受精卵不断生长，此时勉强可用肉眼看见
5~8周（2个月）	●子宫大约像鸵鸟蛋一样大 ●有些人会开始出现早孕反应，身体出现各种症状，甚至总是感到疲倦 ●月经迟迟不来，慢慢发现自己可能已经怀孕 ●乳房开始胀痛，有时乳头或乳晕会变得较黑 ●白带变多	●胎儿身长为 0.4 ~ 1.2 厘米，体重为 2.5 ~ 6 克，看上去像海马一样
9~12周（3个月）	●子宫像成人的拳头一样大 ●因为胎儿的生长，子宫变大，会压迫到膀胱和直肠，母体开始出现便秘或尿频 ●胎盘开始成形 ●孕妈妈的肚子还不是特别明显 ●有些人的早孕反应越来越严重，有时甚至完全没有食欲 ●这个时期容易流产，应该避免剧烈的运动和性行为	●胎儿的身体长到 2 ~ 9 厘米，体重为 9 ~ 23 克，胎儿的头部几乎占身长的一半 ●胎儿的心脏等器官开始成形 ●胎儿的脑部开始发育 ●到第 11 周时，胎儿的双脚已经可以动了

孕期发生的奇妙变化
怀孕中期

孕妈妈开始进入安定期，早孕反应逐渐消失，食欲也恢复正常，此时，孕妈妈通常会不自觉地吃太多，因此要注意保持饮食均衡，以免过度发胖，每天可散步 30 分钟，但要注意以下两大危险。

本节名词

❶ 蛋白尿

由于肾小球的过滤作用和肾小管的重吸收作用，健康人尿中的蛋白质含量很少，每日排出量＜ 150 毫克，如果蛋白质定量检查尿蛋白含量≧ 3.5 克 /24 小时，则称为蛋白尿。

❷ 胎动

胎动指胎儿在子宫内进行伸手、踢腿等活动时冲击到子宫壁产生的现象，一般在妊娠 5 个月后母体能明显感觉到胎动，胎动的次数也是衡量胎儿是否健康的标准之一。

怀孕中期警惕两大危险

先兆早产 / 早产

先兆早产指虽然出现了早产的症状，但是胎膜未破。这种情况下需要在医院或家里充分休息、好好静养，尽可能让胎儿在母体内多待一段时间。

在第 22 周到第 37 周生育，称为早产。在母体内待足 22 周是胎儿在外界能存活下来的最少孕周，胎儿在母体内的时间越短，出生后存活下来的概率就越低，所以，孕妈妈一旦觉得肚子肿胀和发现有少量出血，即使休息也无法缓解，并且伴有规律性的阵痛时，这就是早产的危险信号，必须迅速到医院检查。

妊娠中毒症

孕妈妈出现血压越来越高（最高血压在 140mmHg 以上、最低血压在 90mmHg 以上）、水肿、蛋白尿❶ 3 种情形之一，就被称为妊娠中毒症。妊娠中毒症会造成血液循环不良，胎儿得不到足够的营养和氧气，致使胎儿发育迟缓，严重时会导致胎儿死亡。

孕妈妈必须严格控制盐分的摄入量，不要有太大压力，不能过于劳累。症状轻时，在家充分休息，静养即可。情况严重时，则需送往医院。

你知道吗？

胎宝宝在动了，我需要回应他吗？

感觉到胎动❷是件令孕妈妈和准爸爸非常兴奋和激动的事情，因为可以切实感觉到一个小生命正在慢慢成长。胎动标志着宝宝的中枢神经系统已分化完成，听觉和视觉也开始迅速发育。此后，胎宝宝对外界的声音和动作都能做出回应。这时，作为孕妈妈应该趁此机会好好地和宝宝进行交流。

怀孕中期孕妈妈和胎宝宝的奇妙变化

怀孕时期	孕妈妈的情况	胎宝宝的情况
13～16周（4个月）	●子宫大约有婴儿的头那么大 ●触摸下腹部时，会明显感觉到子宫变得圆润而有弹性 ●早孕反应会逐渐消失，也会开始恢复正常的食欲	●胎儿的身体长到10～16厘米，体重为25～110克 ●胎儿看起来开始像人了 ●胎儿的脑部完全成形了 ●能够听见胎心
17～20周（5个月）	●胎盘已经完全形成，胎儿开始通过脐带吸收营养和氧气 ●子宫大约有成人的头那么大 ●孕妈妈的肚子开始明显隆起来 ●乳房开始逐渐变大	●胎儿的身体长到18～25厘米，体重为160～300克 ●胎儿开始长出指甲和毛发 ●胎儿的肌肉和骨骼开始发育 ●胎儿的头部大约有鸡蛋那么大
21～24周（6个月）	●孕妈妈开始能感觉到胎动 ●子宫撑得更大了，孕妈妈开始产生腰痛和身体发麻的症状	●胎儿的身体长到25～28厘米，体重为300～800克 ●胎儿开始长出眉毛和睫毛，五官也越来越清楚
25～28周（7个月）	●有些孕妈妈的乳头会开始分泌出淡淡的乳汁 ●孕妈妈肚子的隆起越来越明显，身体越来越难保持平衡，必须注意不要跌倒	●胎儿身长为28～38厘米，体重为800～1200克 ●胎儿的脑部、视觉、听觉和味觉开始发育 ●胎儿的鼻孔开始畅通，皮肤变厚

孕期发生的奇妙变化
怀孕后期

孕妈妈怀孕 8 个月（32 周）以后，必须每 2 周接受 1 次产前检查，9 个月（36 周）时，必须每周接受 1 次产前检查。此外，孕妈妈在这期间最好还是保持适度的运动，哪怕只是外出散步，同时要注意以下三大危险。

怀孕后期警惕三大危险

胎位不正

一般来说，怀孕超过 30 周，胎儿的头就会开始转过来朝下，但是偶尔也会发生没有转过来的情况，使得胎儿的脚和屁股朝下，这种情况称为"胎位不正"。如果遇到这种情况，在生产过程中胎儿很容易发生危险，只能采取剖宫产。

妊娠糖尿病

因为胎盘分泌的激素会使血糖升高，所以孕妈妈有时会因为体内胰岛素❶的不足而导致血糖升高，进而引发妊娠糖尿病。一旦患上妊娠糖尿病，就容易造成胎儿生长过大，从而影响安全生产。不过，几乎所有患有妊娠糖尿病的女性，在生产后都能恢复正常。

早期破水

子宫内负责保护胎儿的羊膜一旦破裂，里面的羊水就会流出，这称为"破水"。在正常情况下，破水都是在阵痛❷之后才发生的，如果在阵痛前先破水，便称为"早期破水"。一旦发生早期破水，胎儿就容易感染细菌，所以必须尽快垫上护垫、卫生巾等用品，并立刻到医院检查。

你知道吗？

如何预防和纠正胎位不正？

孕妈妈日常生活中的一些不良习惯很容易造成胎位不正，因此，要注意不要长时间保持相同的姿势，如久坐或久站，同时还要预防便秘。如果发生胎位不正，可以在医生的指导下做体操，设法让胎儿的头部朝下，变成正常的胎位。具体方法如下：❶ 孕妈妈先排尽小便，松解腰带；❷ 跪在床上，两手撑在床上，保持大腿与床面垂直；❸ 上身向前俯趴在床上，胸部尽量贴向床面，屁股抬高；❹ 保持一段时间，然后起身放松。

怀孕后期孕妈妈和胎宝宝的奇妙变化

怀孕时期	孕妈妈的情况	胎宝宝的情况
29 ～ 32 周（8 个月）	●子宫底长（从耻骨上方到子宫上端的长度，大约从肚脐到剑突之间都是）为 25 ～ 28 厘米 ●子宫挤压到胃部，孕妈妈有时会感觉胃不舒服，甚至喘不过气来 ●孕妈妈有时会出现严重的心悸或喘息症状 ●有些孕妈妈开始长出妊娠纹（因为肚子急速撑大，部分皮肤无法跟上肚子变大的速度，出现龟裂形或紫红色的线状斑） ●孕妈妈容易患上妊娠期高血压疾病 ●有时，孕妈妈会腰痛或者长痔疮	●胎儿的身体大致成形 ●胎儿开始产生皮下脂肪 ●胎儿的身长为 43 ～ 45 厘米，体重为 1300 ～ 2000 克 ●90% 以上的胎儿，此时头部会开始朝下转 ●胎儿的肺差不多发育成熟
33 ～ 36 周（9 个月）	●孕妈妈的子宫底长为 28 ～ 30 厘米 ●孕妈妈的胃和膀胱受到子宫的挤压，食欲变差，还会尿频 ●孕妈妈的背、腰及脚跟会感觉到越来越沉重 ●从这时开始，孕妈妈一定要停止性行为	●胎儿的身长为 46 ～ 50 厘米，体重为 2000 ～ 2800 克 ●胎儿此时出生也能存活
37 ～ 40 周（10 个月）	●孕妈妈的子宫底长为 31 ～ 34 厘米 ●孕妈妈的子宫开始频繁收缩，肚子容易变硬 ●孕妈妈尿频越来越严重	●胎儿的身长大约为 50 厘米，体重为 3000 ～ 3500 克 ●胎儿的毛发已经生长到一定程度 ●从第 37 周开始，胎儿随时都有可能出生

孕妈妈的"孕"律
饮食篇

孕妈妈在怀孕期间由于特殊的生理条件和一些生活习惯的改变，特别容易出现失眠、便秘、贫血三大症状。症状严重时要及时到医院检查，平时可以通过饮食上的调整来预防和改善。

本节名词

❶ B族维生素

B 族维生素包含12 种以上的维生素，是糖类、脂肪、蛋白质等转化成热量时不可缺少的物质，为水溶性维生素，在体内滞留时间很短，必须每天补充。

❷ 膳食纤维

膳食纤维是不易被人体消化的食物营养素，主要来源于植物的细胞壁，具有清洁消化壁、增强消化功能、清除体内有毒物质、加速排泄胆固醇等功效，能预防心血管疾病、糖尿病等。

孕妈妈合理饮食，轻松攻克三大难关

失眠——B 族维生素来帮忙

孕妈妈出现失眠的症状时可以通过补充富含 B 族维生素❶的食物来缓解，B 族维生素具有安定神经、缓解烦躁的功效。富含 B 族维生素的食物有糙米、全麦制品、蛋类、绿叶蔬菜、坚果类、新鲜水果等。

便秘——膳食纤维是关键

由于孕妈妈在妊娠期间特殊的生理状况及缺乏运动等因素，常会出现便秘的症状。这种情况除了加强运动，还可以通过食用富含膳食纤维❷的食物来解决。膳食纤维具有促进肠胃蠕动、促进排便的功效。富含膳食纤维的食物有竹笋、芹菜等蔬菜，以及梨、哈密瓜、苹果、黑枣等水果。

贫血——补铁很重要

妊娠期间，胎儿会从母体吸收铁元素，而铁元素是组成血红蛋白的原料，因此会导致孕妈妈出现缺铁性贫血。这种情况不仅可以在医生的指导下服用铁制剂，还可通过食用富含铁元素的食物来改善。富含铁元素的食物有瘦肉、家禽、蛋类、动物肝及血等，同时可多吃一些可以促进铁吸收的蔬果，如柚子、木耳、蘑菇等。

你知道吗？

孕妈妈有哪些禁忌食物？

孕妈妈在摄入营养的同时，也应对某些食物提高警惕，以免造成流产等不良后果。例如，薏苡仁对子宫平滑肌有兴奋作用，易导致子宫收缩，诱发流产；螃蟹性寒，有活血祛瘀的作用，也易导致流产；马齿苋对子宫有明显的兴奋作用，易诱发流产；山楂和木瓜易导致子宫收缩，造成流产。孕妈妈在日常饮食中一定要避开这些食物。

攻克孕期失眠、便秘、贫血的饮食指南

症状	食品						营养成分
失眠	小米		牛奶		香菇		B 族维生素、色氨酸、钙、镁
	蛋类		虾		核桃		
便秘	黑芝麻		苹果		香蕉		膳食纤维、不饱和脂肪酸、维生素
	酸奶		燕麦		蜂蜜		
贫血	鸡肝		胡萝卜		瘦肉		铁、胡萝卜素
	柚子		木耳		蘑菇		

准爸爸一学就会的营养食谱

核桃小米粥 —— 镇定安神，防治失眠

 核桃仁碎 50 克
+
 小米 100 克
+
 白砂糖适量
→

砂锅中倒入冷水，放入小米，大火煮至小米涨开后放入核桃仁碎，改用小火炖煮 45 分钟，加白砂糖，拌匀即可。

黑芝麻粥 —— 通润肠道，防治便秘

 熟黑芝麻 10 克
+
 大米 60 克
+
 蜂蜜适量
→

锅内放大米，加水，大火烧沸，改用小火煮至八分熟，加入熟黑芝麻、蜂蜜，拌匀，煮成粥即可。

鸡肝胡萝卜汤 —— 养血补肝，防治贫血

 鸡肝 100 克
+
 胡萝卜 50 克
+
 盐适量
→

砂锅内加适量水，放入胡萝卜煮沸，放入鸡肝煮熟，加盐调味即可。

孕妈妈的"孕"律
运动篇

孕妈妈在妊娠期间不仅容易肥胖，还容易出现腰痛、水肿❶等症状。要缓解这些困扰，就需要每天进行适当的运动。坚持运动不仅可以减肥，还可以帮助孕妈妈增强体质，积攒体力，使生产更为顺利。

散步是孕妈妈最好的运动方式

散步是孕妈妈在怀孕的任何时期都可以进行的一项运动，不仅是安全的运动方式，而且对孕妈妈有很多好处。散步可以调节孕妈妈的情绪、刺激食欲、改善睡眠，还能锻炼孕妈妈下肢肌肉的韧性，有助于顺产❷。孕妈妈散步的时间应该控制在 20 ~ 30 分钟，适宜在阳光灿烂、空气流通、车辆稀少、环境优美的地方进行。这样的环境不仅可以舒缓孕妈妈的心情，还能促进孕妈妈体内钙质的吸收，有助于胎宝宝的骨骼发育。

准妈妈必须遵守的运动原则

孕妈妈坚持适当的运动对母体本身和胎宝宝都有好处，但是一定要遵守以下原则：

（1）运动时不要勉强自己，依据自己的身体状况控制运动量。

（2）运动以适量为度，身体微微感到发热，微微有汗出最佳。

（3）身体不舒服时不要勉强运动，可进行比较轻缓的运动。

（4）妊娠保健操不要早晨起来进行，每晚沐浴后为最佳时机。

你知道吗？

孕妈妈散步时要注意哪些？

孕妈妈在散步的过程中，要牢记以下要点：❶ 眼看正前方，下巴内缩；❷ 穿适宜行动的衣服，如长裤，尽量不穿裙子；❸ 脚跟先着地；❹ 背脊挺直；❺ 两手臂轻轻弯曲并前后摆动；❻ 按自己的步调行走，不用走太快；❼ 身体一旦感觉不适，立刻停下，不要勉强自己行走；❽ 穿舒适的平跟运动鞋。

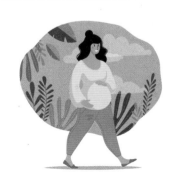

勤做妊娠保健操，为顺产打好基础

脚部保健操——消除妊娠后期的脚部水肿

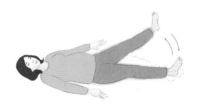

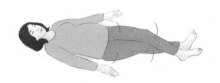

（1）躺在床上，一条腿向上抬起，然后放下，重复 10 次，然后换另一条腿进行。

（2）躺在床上，两腿交叉，向内侧夹紧，紧闭肛门，抬高阴道，再放松，重复 10 次。

腹肌保健操——锻炼支持子宫的腹部肌肉

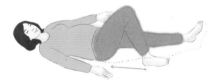

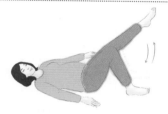

（1）躺在床上，单腿向上弯曲，伸开，再弯曲，再伸开，重复 10 次，然后换另一条腿进行。

（2）躺在床上，双腿屈膝，一条腿上抬，放下，再上抬，再放下，重复 10 次，然后换另一条腿进行。

骨盆保健操——强韧骨盆肌肉与关节

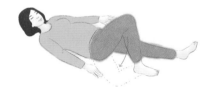

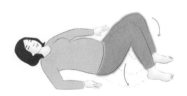

（1）躺在床上，单腿弯曲，向外侧放下，再抬起，重复 10 次，然后换另一条腿进行。

（2）躺在床上，双腿屈膝，向一侧摇摆至床面，放松回正，重复 10 次，然后换另一侧进行。

盘腿保健操——伸展骨盆肌肉群

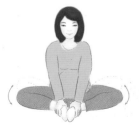

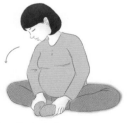

（1）坐好，双脚脚心相对，双手握住双脚，双膝上下扇动，重复 10 次。

（2）吸气，伸直脊背，呼气，身体转向一侧，放松回正，重复 10 次，然后换另一侧进行。

临产阶段，全面"备战"

进入孕期的第 37 周，胎宝宝随时都可能从孕妈妈的肚子中"跑出来"，因此，这段时间准爸爸和孕妈妈应该做好全面"备战"的准备。本节从孕妈妈的身体和心理两方面介绍如何安全度过产前的这段关键时期。

本节名词

❶ 分娩

分娩指胎儿从母体中脱离成为独立个体的过程，分为 3 个时期，即 3 个产程。第 1 产程是宫口扩张期；第 2 产程是胎儿娩出期；第 3 产程是胎盘娩出期。

储存体力，饮食是重点

分娩❶对于孕妈妈来说无疑是件"体力活"，因此，孕妈妈必须在产前调理好饮食，补足能量，以储存体力。孕妈妈在产前的正确饮食对促进自然分娩也有很大帮助。在饮食上，孕妈妈应该遵循"少且精"的原则，多吃一些热量高且易消化的食物，如牛奶、鸡蛋、鱼类、瘦肉、豆制品等。此外，孕妈妈在分娩过程中会消耗大量水分，产前适宜食用一些半流质的软食，如粥类、汤面类。

赶走焦虑，信心是关键

绝大多数第一次生产的孕妈妈在待产期间都会产生焦虑不安的情绪，这种不良情绪会影响孕妈妈的日常饮食和睡眠，对于顺产来说危害很大。即将生产的孕妈妈应该努力克服焦虑，给自己打气加油，相信自己一定可以顺利产下宝宝。

以下是几个赶走焦虑的小窍门：❶ 多和一些有生产经历的女性交流，从中获取一些经验；❷ 看一些孕产书籍，正确认识分娩，纠正一些错误观念；❸ 经常与宝宝聊天，听一些舒缓的轻音乐，多散步，多呼吸新鲜空气。

你知道吗？

我该什么时候停止工作休产假呢？

根据我国法律规定：女职工产假为 98 天，其中产前休假 15 天。若有难产情况，可增加 15 天产假。若生育的是多胞胎，每多生 1 个婴儿，即可增加 15 天产假。一般来说，如果是工作环境良好的情况，可在预产期的前 1 ~ 2 周回家待产；而对于从事需要站立、行走的销售或服务行业的孕妈妈来说，可在预产期前 3 周左右回家待产。

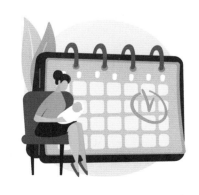

孕妈妈待产包全攻略

类别	名称	物品
妈妈物品	衣物用品	哺乳文胸 3 件、棉内裤 4 条、束腹带 1 条、拖鞋 1 双、开胸式的睡衣 1 套、出院穿的平底软鞋 1 双、出院穿的外套 1 件
	卫生用品	孕妈妈专用的卫生护垫 2 包、加长加大的卫生巾 2 包
	洗护用品	牙膏 1 支、牙刷 1 个、漱口杯 1 个、洗面乳 1 支、水杯 1 个、毛巾 3 条、梳子 1 把、塑料盆 2 个
	哺乳用品	吸奶器 1 个、不含酒精的消毒湿巾 3 包
	餐饮用品	带吸管的杯子 1 个、可加热的饭盒 1 个、筷子 1 双、调羹 1 个
	营养品	巧克力、红糖、孕妇奶粉适量
宝宝物品	衣物用品	和尚衫 2 套、护脐肚兜 2 个、婴儿帽 2 个、袜子 2 双、抱毯 1 条
	卫生用品	初生儿纸尿裤 2 包、婴儿专用消毒湿巾 2 包
	洗护用品	沐浴露、洗发水、爽身粉、润肤油、护臀膏各 1 瓶，浴巾 2 条，小毛巾 4 条，小脸盆 2 个
	哺乳用品	奶瓶、奶嘴、配方奶粉适量
证件杂物	现金和医保卡	准备几千块钱现金并随身携带银行卡，以备不时之需，携带孕妈妈的医保卡
	证件	夫妻双方的身份证、户口本、结婚证、宝宝的准生证
	孕妈妈产检单据	产前检查的化验报告、心电图等
	其他	书籍、笔记本、笔、照相机、摄像机

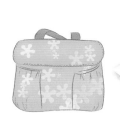

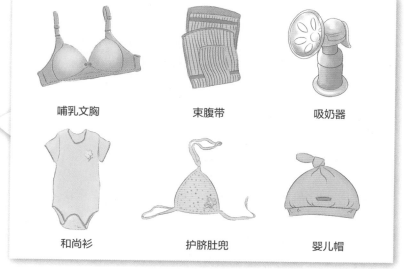

哺乳文胸　　束腹带　　吸奶器

和尚衫　　护脐肚兜　　婴儿帽

痛并快乐的生产过程

经过 10 个月的焦急等待，孕妈妈终于要和宝宝见面了，但在这之前首先得战胜生产这一难关。本节介绍了生产的全过程及各种分娩方式，即将生产或准备怀孕的女性可以了解一下。

本节名词

❶ 催生

催生指根据孕妇的实际情况，采取一系列措施，从而使胎儿早些出生，通常采用加快子宫收缩的药物。

❷ 前置胎盘

胎盘的正常位置是附着在子宫体部的后壁、前壁或侧壁，但如果胎盘附着在子宫下段或覆盖在宫颈内口处，位置低于胎儿的先露部，则称为前置胎盘。

❸ 脐带

脐带是从胎儿脐部连接到胎盘的血管。胎儿营养物质的吸收和气体交换都是通过脐带进行的。

阵痛是即将生产的标志

随着预产期的临近，孕妈妈的下腹部和腰部会开始一阵接一阵地疼痛，如同被人揪住一样，这就是阵痛。当初次生产的孕妈妈每 10 分钟左右阵痛 1 次、有过生育经历的孕妈妈每 15 分钟左右阵痛一次时，就必须赶紧被送往医院。从阵痛缩短为 10 分钟 1 次，到宫颈口全开，再到生产，初次生产的孕妈妈需要 10 ~ 12 个小时，有生产经历的孕妈妈则需要 5 ~ 6 个小时。

选择适合自己的分娩方式

孕妈妈可根据每种分娩方式的特点与优势，选择最适合自己的方式。分娩方式主要包括以下几种：❶ 自然分娩，不使用任何药物或麻醉，完全依靠孕妈妈自己的力量分娩；❷ 计划分娩，提前决定分娩时间，利用阵痛诱发剂等方式进行催生❶；❸ 拉梅兹生产法，怀孕期间学习分娩知识，练习呼吸技巧，打消对分娩的不安和恐惧，并以孕妈妈不容易感到疼痛的方式分娩；❹ 积极分娩法，孕妈妈自己决定分娩姿势，可以坐着分娩，也可以在装了水的浴缸中分娩；❺ 无痛分娩，指为了减轻分娩的疼痛，对孕妈妈实施局部麻醉或全身麻醉的分娩方式，患有心脏病的孕妈妈不适合这种分娩方式。

你知道吗？

出现哪些情况需选择剖宫产？

下列情况要采用剖宫产：❶ 胎位异常，例如，胎儿头朝上、脚朝下，或者胎儿横躺；❷ 胎儿头部过大，尤其是当胎儿头部大过母亲骨盆时；❸ 前置胎盘❷或胎盘的位置过低，胎盘离子宫颈太近可能会导致大出血；❹ 胎儿发育不良或是双胞胎；❺ 预见分娩中可能会出现问题，为了母亲和胎儿的安全，通常会采用剖宫产；❻ 出现早产或严重难产时，紧急情况下采用剖宫产。

小宝宝降临人间——自然分娩的全过程

分娩第 1 期——宫口扩张期

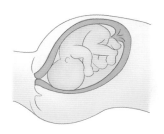

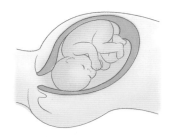

（1）当孕妈妈的阵痛越来越强烈，最后每次阵痛的间隔时间缩短为 10 分钟时，就意味着即将进入产程。有时，孕妈妈还会有少量出血症状，这也是孕妈妈即将生产的"征兆"。

（2）当子宫颈口还没有完全张开时，孕妈妈并不需要用力，此时，可以通过呼吸或按摩等方式缓解疼痛，等待婴儿慢慢转动并下滑到骨盆中。

分娩第 2 期——胎儿娩出期

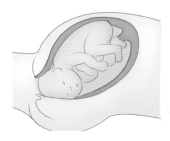

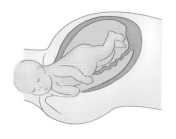

（1）孕妈妈将随着阵痛的频率，在医生或助产士的帮助下开始用力。只要孕妈妈一用力，就能隐约看见婴儿的头部出现在阴道口。这时，婴儿为了能够顺利通过产道出来，身体会紧缩。

（2）婴儿一边转动身体，一边从产道中出来。最先出来的是头，接着是肩膀、手臂、身体和脚。一般来说，只要婴儿的头部顺利出来，孕妈妈就算不怎么用力也能够顺利生产。此时，助产士或护士会帮忙支撑住婴儿的头部，医生会视情况切开孕妈妈的会阴，帮助婴儿顺利出来。

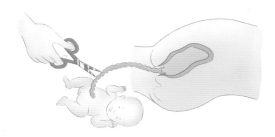

分娩第 3 期——胎盘娩出期

婴儿顺利产出后，就必须剪掉脐带❸。只要胎盘也随着婴儿一同顺利排出母体，那整个分娩过程就可宣告结束。如果孕妈妈是初次生产，那么从躺到分娩台上到生产完成，时间通常都在 2 个小时左右，具体时长会存在个体差异。

重现孕前的美丽身姿

分娩后的休养时期对女性非常重要，这一时期最重要的两件事就是恢复身体元气和重现孕前身姿。有这两个需求的女性朋友，可以参考这一节介绍的保健操和塑身操。

本节名词

❶ 产褥期

产褥期指产妇分娩之后，身体、生殖器官和心理各方面逐渐恢复到孕前状态的一段时间。

❷ 产后抑郁症

产后抑郁症指产妇生产之后，由于生理和心理因素造成的抑郁症，通常表现为紧张、多疑、内疚、恐惧等，严重者还会出现绝望、离家出走或伤害孩子的行为。

产褥期——身体恢复元气的关键期

产褥期❶通常需要6~8周。在这段时间，变化最大的是子宫的收缩。子宫会恢复到孕前的大小，称为"子宫复旧"。这个过程大约需要4周。产妇在分娩后的两天，腹部仍然会有疼痛的感觉，这称为"后阵痛"。

产妇在生产之后，应该在力所能及的范围内干一些家务活儿，一边调养身体，一边按自己的规律进行日常活动。一旦感觉到累，就要立刻休息。至于性生活，产妇应该在生产的1个月后复诊，确认子宫和身体状况已经恢复了原来的状态，在医生的许可下，才可以开始性生活。

恶露——子宫恢复情况的衡量标准

在产褥期，从产妇子宫颈或阴道中分泌出来的物质称为"恶露"。在产后最初4天左右的时间，恶露呈血一样的红色，随后，恶露逐渐转变为茶褐色，再变为黄色，最后变为白色，分泌量也逐渐减少，到了产后的4~6周，分泌物就会恢复到孕前的状态。产妇在分泌恶露这段时间，一旦发现恶露出现血块、散发出恶臭味，或者出现腹痛、发热等症状，都要尽快去医院检查。

你知道吗？

生产后动不动就想哭，到底是怎么了？

女性在孕期或生产后，由于体内的雌性激素发生变化，精神上会受到影响，变得不太稳定，容易陷入情绪不安的状况中。很多女性在产后3~10天会出现轻度的抑郁症状。如果产妇一直没能从抑郁症状中解脱出来，就极有可能是患了产后抑郁症❷。所以，女性在产后不妨将自己内心深处的不安感与忧郁情绪向丈夫、家人或朋友倾诉，设法缓解自己的压力。

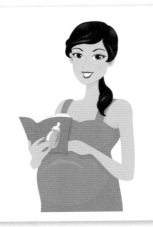

恢复元气的产后保健操

产后保健操可以帮助产妇缓解肌肉紧张，促进血液循环，使身体尽早恢复元气。做操时切不可心急，应逐步增加锻炼时间，逐渐加强锻炼强度。

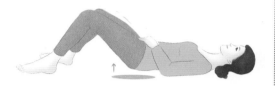

挺腹运动——加强腰臀部位的肌肉力量

平躺在床上，双腿屈膝，双脚平放，抬高臀部，用肩膀和双脚的力量支撑全身，然后放下，重复 10 次。

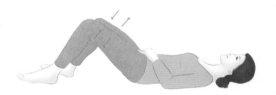

缩肛运动——锻炼盆底肌肉

平躺在床上，双膝分开，再用一定力量向内合拢，同时收缩肛门，然后分开双膝，放松肛门，重复 10 次。

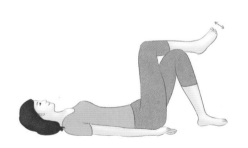

摇脚运动——加强大腿肌肉力量，促进脚部血液循环

平躺在床上，将一只腿放在另一条腿上，膝关节弯曲呈 90°，脚尖反复伸直、抬高，重复 10 次，然后换另一只脚进行。

重现美丽的产后塑身操

女性怀孕时身体脂肪大量增加，进行有效的产后塑身操锻炼，有助于甩掉身上多余的脂肪，同时也可收紧松弛的皮肤。

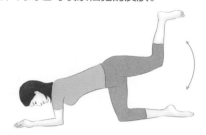

瘦臀操

双肘和双膝着地，身体成一条直线，交替抬高一条腿。

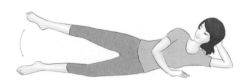

瘦腿操

侧躺在床上，用手支撑起头部，将一条腿反复抬起放下，重复 10 次，然后换另一条腿进行。

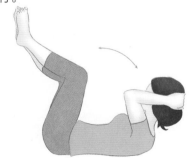

瘦腹操

平躺在床上，双手抱住头部向上抬起，同时抬高双腿，再伸直身体，重复 10 次。

日常生活中的小困扰

磨牙

许多女性都有磨牙的困扰，磨牙是人在无意识的状态下，咀嚼肌反复收缩、上下牙齿相互碰撞摩擦，而咀嚼肌的收缩则是由三叉神经的兴奋导致的。如果是偶尔磨牙，一般不会导致其他后果；但如果长期磨牙，轻则使牙齿对冷、热、酸、甜等刺激食物过敏，重则导致牙床发炎、出血等症。

关联病症

睡眠质量下降，记忆力减退，肠胃疾病，牙龈炎等口腔疾病。

磨牙的四大原因

不良情绪的积压

紧张、恐惧、愤怒等不良情绪长时间积压得不到发泄，或者逃避压力时，便有可能在夜晚睡觉时磨牙。

肠内存在寄生虫及肠胃负担过重

当肠内存在寄生虫时，寄生虫会通过在肠内蠕动和分泌毒素刺激神经，进而可能导致磨牙。此外，睡前吃得过饱导致肠胃负担过重也可能会导致磨牙。

长期偏侧咀嚼

龋齿、牙龈炎会引起牙齿疼痛、牙龈肿胀等症状，进而导致长期偏侧咀嚼。长期偏侧咀嚼会使颞颌关节紊乱，长此以往导致磨牙。

职业因素

运动员和体力劳动者下意识的咬牙动作可能会导致夜间磨牙。

磨牙的可怕后果

长期磨牙会使咀嚼肌得不到休息，造成咀嚼肌的疲劳、疼痛，引发头痛、颈背部疼痛等症状，还会导致睡眠质量下降、记忆力减退，此外，还会引发口臭和口腔异味等问题，严重时会产生悲观厌世的情绪，甚至可能导致轻生的可怕后果。

轻松解决

睡前泡澡可缓解磨牙

由不良情绪引发的夜间磨牙是较为常见的情况，因此及时排解不良情绪显得尤为重要。白天尽量控制自己的情绪，睡前尽量避免食用刺激性的饮料，如咖啡、可乐、酒等，同时也不要吸烟。而效果最好的莫过于睡前泡个热水澡，让身心都得到充分的放松，可以享受舒适的睡眠。平时要注意牙齿的清洁卫生，睡前要刷牙。

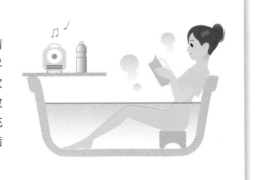

打呼噜

很多人认为打呼噜代表睡得香甜，殊不知打呼噜正是睡眠质量差的典型表现。医学上将打呼噜称为"睡眠呼吸暂停综合征"。睡觉时由于不能顺畅地呼吸，舌头与软腭颤动产生的粗重声音便是打呼噜的声音。

关联病症

鼻炎等鼻病，黑眼圈、鱼尾纹等皮肤问题，高血压、心绞痛等心血管疾病。

打呼噜的三大元凶

睡眠环境差

调查发现，大多数人睡觉打呼噜与睡眠环境有密切的关系。当我们进入睡眠状态时，身体依然会对外界的干扰做出反应，外界越嘈杂，就越容易出现打呼噜的现象。

鼻炎等鼻病

打呼噜可能是由鼻炎等鼻病或喉咙、气管过窄使得呼吸不顺畅而导致的，软腭的过度下垂会使其每次呼吸时都发生振动，也就会导致打呼噜。

过量饮酒

睡觉时，血液中氧含量低、二氧化碳含量高，这会增强上气道扩张肌的活性。酒精会降低上气道扩张肌对低氧和高二氧化碳的反应性，加重上气道阻力，使其发生阻塞，进而导致打呼噜。

打呼噜打出熊猫眼

打呼噜严重时可诱发严重的高血压、心律失常、心绞痛等心血管疾病。而女性长期打呼噜还会使面部的血液循环不畅，造成皮肤粗糙、松弛，出现黑眼圈、眼袋、鱼尾纹等皮肤问题，加速衰老的进程，更为严重的后果是导致月经不调。

轻松解决

随手按按，赶走呼噜

中医认为，打呼噜是因为肺气不宣、气道内有痰造成的，中脘穴、阴陵泉穴具有宣肺祛痰的功效，经常按摩有缓解打呼噜的作用，女性朋友们可以尝试在睡前按按这两个穴位。此外，软腭下垂造成的打呼噜可通过侧睡缓解。对于嗜酒打呼噜者，建议限制饮酒量和饮酒时间，最起码保证在睡前的 4 ~ 6 小时不要饮酒。

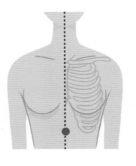

中脘穴
剑突与肚脐的正中央。

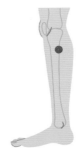

阴陵泉穴
膝盖下突出部（胫骨内侧）的下方。

尿频

每天去厕所的次数因人而异，一般来说，一个人平均每天去厕所 6 ～ 7 次。通常，年轻人夜间不会有上厕所的现象，年纪大的人一般会起夜 2 ～ 3 次。如果一天内去厕所的次数超过 10 次便是尿频，通常表现为上完厕所没多久就又有了尿意。

关联病症

膀胱炎、糖尿病、子宫肌瘤、肾盂肾炎。

找出尿频的真正元凶

非病理性尿频的六大诱因

过量饮水 过量饮水使尿量增加。

饮用利尿的饮品 饮用咖啡、红茶等具有利尿作用的饮品会导致上厕所的频次增加。

身体受寒 身体受寒时，自主神经会发挥作用，使人产生尿意。

妊娠期间 孕妇也会频繁去厕所，因为怀孕时子宫增大对膀胱造成压迫。

紧张情绪 当情绪紧张时，肾脏的血流会有所增加，从而使尿量增加，产生尿意。

心因性的尿频现象 多发生于年轻女性身上，特点是越是身处没有厕所的场所便越想上厕所，上厕所时，尿液的量通常也比较少。

病理性尿频的四大诱因

膀胱炎 每次尿液很少，排尿时有疼痛感，尿液较混浊。排尿后不仅没有舒畅的感觉，反而感觉膀胱内仍有尿液残留，这时就要警惕是否患有膀胱炎。

子宫肌瘤 患有子宫肌瘤时，子宫会变大，从而压迫膀胱，产生尿意。

糖尿病 如果尿频的同时还伴有每次尿量都非常多的情况，则要警惕是否患糖尿病。

肾炎 尿频的同时还伴有恶寒、发热、头疼等症状，则要警惕是否患有肾炎。

轻松解决

温暖下腹部的魔芋温补法

尿频的原因多种多样，但寒性体质的人一般常受尿频困扰。在服用可以暖体的中药的同时，将暖贴等置于下腹部和腰部保暖，可以减轻尿频症状。对于出门上厕所不方便的人，推荐使用魔芋温补法。具体方法如下：准备 2 块魔芋，加入一小撮盐放入锅中煮。魔芋变热后，取出 1 块，用干毛巾包起来放在下腹部。魔芋凉了以后，换另 1 块，并将凉了的那块重新加热，2 块魔芋交替热敷，直至腹部感到暖和。

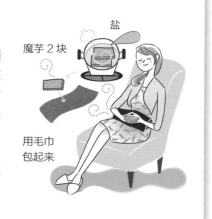

盐

魔芋 2 块

用毛巾包起来

排尿时感到疼痛

男性的尿道长 16 ～ 20 厘米，而女性的尿道只有 3 ～ 4 厘米，加上女性尿道距阴道、肛门较近，这种生理上的差异导致女性更易受尿路感染的困扰。因此，很多女性都会有排尿时感到疼痛的经历。

关联病症

膀胱炎、尿道炎、肾盂肾炎。

排尿痛的三大元凶

容易复发的膀胱炎

细菌进入膀胱而引起的炎症称为膀胱炎，其症状如下：排尿快要结束时会产生烧灼般的痛感，并且伴有尿频和尿不尽；尿液混浊，有时会出现血尿；即使排完尿，下腹部的疼痛感仍然不会消失。一般情况下，即使细菌侵入膀胱，因为黏膜对其有抵抗力，也不会发病。但长时间憋尿、着凉、身体的抵抗力下降等原因会导致发病。

膀胱炎只要得过一次，便很容易复发。因此，症状减轻后推荐继续服用一段时间能预防其复发的药物。

私处不洁引发的尿道炎

细菌进入尿道引起的炎症称为尿道炎。其症状是尿痛的同时伴有尿急、尿频和腰酸。尿道炎在夏天时容易发作，因为女性阴部汗腺丰富，容易出汗，若护理不当则容易使细菌繁殖加快，细菌趁机进入尿道，便会引起尿道炎。因此，女性朋友一定要注意外阴的清洁和干燥。

较为严重的肾盂肾炎

细菌进入肾脏引起的炎症称为肾盂肾炎，其症状是排尿时有痛感，并且伴有高热和腰痛。

轻松解决

抑制炎症、促进排尿的红豆葱白汤

膀胱炎发病时适宜吃一些有抑制炎症作用、可促进排尿的食物，如红豆、大麦、西瓜等。下面介绍一种以红豆为主料的汤，非常适合有排尿痛的女性朋友食用。

材料
红豆………1/4 杯
葱白………1 根
日本酒……1 杯

制作方法
① 将葱白捣碎，和红豆一起放入煎锅，用小火慢慢干烧。
② 待葱白变色后，将葱白、红豆用搅拌机搅碎，然后和日本酒一起倒入锅中，烧开后用纱布过滤即可。

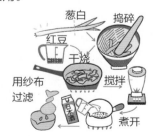

头晕

站起来突然就感觉到眼前一片漆黑，或者忽然转一下头引来一阵头晕，有时甚至严重到站不住，这些都是头晕的常见症状。女性头晕发作的比例要高于男性，引发头晕的原因也有很多种，如果头晕严重，就要及时到医院就医，以防突然头晕导致身体失去平衡而倒地，若头部磕碰到硬物将会造成更为严重的后果。

关联病症

贫血、低血压、梅尼埃病、自主神经功能失调、更年期综合征。

引发头晕的两大元凶

引发头晕的原因有很多种，如梅尼埃病、自主神经功能失调、贫血、低血压等，其中，自主神经功能失调和梅尼埃病是引发头晕较常见的原因。

自主神经功能失调

长时间蹲着或坐着，如果突然站起来就会眼前一片漆黑，感觉头晕得厉害。这是因为长时间蹲着或坐着，会使血液集中在下半身，正常情况下，突然站起来时，在自主神经的作用下，下半身的血管会收缩，向上挤压血液，保证上半身的供血，但当自主神经功能失调时，其反应能力就会下降，导致血管无法立即收缩，血液也就无法迅速到达上半身，大脑将处于缺血状态，进而引发头晕。

这种情况引发的头晕常见于自主神经功能容易失调的青春期，以及由于雌性激素分泌异常导致自主神经功能失调的更年期。长期处于高度紧张和压力下的上班族女性，也易出现由自主神经功能失调引起头晕的现象。

梅尼埃病

如果头晕的同时还伴有想吐、耳鸣等症状，就有可能患上了梅尼埃病。梅尼埃病属于听觉和平衡感低下的疾病，多发于 30 ~ 50 岁的人身上。

轻松解决

享受生活慢节奏

忽然晃动脑袋、做动作、站起来，以及长时间让身体保持在紧张状态，对于那些容易头晕的人的血管来说，是一个很大的负担：这些行为不光会引发头晕，有时还会导致脑部或心脏的重病。因此，在日常生活中，凡事要注意放慢动作。

长时间伏案工作后不要突然站起来

疲劳感

你一定有过总是感觉乏力、疲劳，什么都不想做的经历吧。遇到这种情况，首先应该让自己充分休息，保证足够的睡眠，如果是肉体或压力导致的疲倦，很容易便可缓解；但如果上述措施没有效果，就要警惕是不是患了某种疾病，应及时就医。

身心疲劳——来自身体的求救信号

肌肉疲劳

疲劳可分为肌肉疲劳和精神疲劳。肌肉疲劳是由于重体力劳动或剧烈的运动使细胞代谢活动变慢而引起的。伸展肌肉可以缓解肌肉的紧张，但最好的方法是通过足够的睡眠来恢复体力。食用含有糖分的甜食也可起到缓解疲劳的效果。

精神疲劳

精神疲劳是由极度的紧张及压力引起的，可通过运动出汗来保持心情舒畅或享受兴趣爱好活动来转换心情。肌肉疲劳积压到一定程度就会发展为精神疲劳。因此，暂时将工作的烦恼抛掉，尽情地享受轻松的时光也是非常必要的。

过度疲劳——身体隐藏疾病的暗号

产生倦怠感的原因不仅有精神疲劳和肌肉疲劳，一些潜在的疾病也可能引发倦怠感。

伴有倦怠感的疾病包括代谢疾病、内分泌疾病（糖尿病、甲状腺功能低下等）、慢性感染病、恶性疾病、精神疾病（抑郁症等）、慢性疾病（肝脏、心脏、呼吸器官、肾脏、消化器官、血液等的疾病）等。如果倦怠感长时间无法消除，应尽早去内科进行检查，内科没有发现任何异常时，建议去心理科或精神科进行检查和治疗。

轻松解决

缓解疲劳——食疗、按摩两手抓

在食疗方面，易疲劳的人应该吃一些可以促进消化、增强胃肠机能、补充气血的食物。可增强胃肠机能的食物有山芋、胡萝卜等；助消化的食物有白萝卜、白菜等；可补充气血的食物有牛肉、红枣等。

在按摩方面，通过强化胃肠机能，促进营养吸收，从而改善易疲劳的体质是治疗的目标。因此，对于虚弱体质及病后易疲劳的情况，可以通过按摩脾俞穴和胃俞穴来缓解。

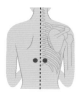

脾俞穴
位于背部，第 11 胸椎棘突下，后正中线旁开 1.5 寸处。

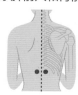

胃俞穴
位于背部，第 12 胸椎棘突下，后正中线旁开 1.5 寸处。

起床困难

如果每天只睡 3 小时,或者每天都熬到凌晨才睡觉,早上自然就会起不来。如果觉得早上起不来,并且严重到影响自己的日常生活,就必须重新检视自己的生活习惯,设法先让自己体内的生物钟恢复正常。若生活习惯正常,则有可能是低血压或精神上的压力造成的。

低血压让你变成起床困难户

低血压是指收缩压在 90mmHg 以下,舒张压在 60mmHg 以下的情形。低血压会导致体内血液循环变差,而一旦引发疲劳、想睡、头痛或肩膀僵硬等症状时,就叫作低血压症。由于人在睡眠中血压会降低,血压偏低的人起床时就需要花更多时间让身体苏醒过来,因此早上会容易起不来。

若想改善低血压症导致的起床困难,可从三餐、运动和睡眠 3 方面入手。三餐要规律,以防体力不足,同时适度运动以促进肌肉的活动,改善血液循环。"夜猫子"型的生活习惯只会打乱自主神经的调节功能,造成身体状况不良,所以最好早点睡觉,正常作息。

原来是心理因素在作怪

若早上起床困难的症状比较严重,甚至持续 2 个星期以上无法缓解,就有可能是罹患了抑郁症或适应障碍等疾病,此时就必须到精神科或心理咨询科进行检查,甚至应该接受适当的治疗。

轻松解决

最舒适的起床运动——床上伸展操

若是由于低血压症导致早上起不来,推荐一项最舒适的起床运动——床上伸展操。早上醒来后,先不要着急起身,在床上伸伸胳膊、抻抻腿,活动一下身体,就会让全身的血液循环变好,从而改善早上起不来的症状。

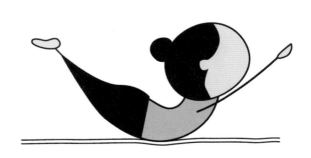

早上醒来后不要着急起身,先做做床上伸展操。

不易入睡

晚上睡不着、早上起不来对于现代女性来说是很常见的现象。睡前出现情绪紧张、兴奋等情况，通常都会导致入睡困难，而心怀烦恼也不容易入睡。此外，睡前饮用咖啡等有刺激神经作用的饮料也是入睡困难的原因。

揪出入睡难的"幕后黑手"

如果夜里失眠仅仅是因为内心的烦恼，那么只要解决了烦恼的根源，自然就能解决失眠的问题。但是，如果不仅是夜里失眠，还总是情绪低落，甚至时常感到忧郁，明显缺乏注意力，那么就可能是患了抑郁症。一旦出现这种情况，切不可放任不管，必须及早接受检查和治疗。

一般来说，不容易入睡的情况有很多。比如，本身睡眠比较浅，即使睡着了也很容易醒，或者完全没法入睡，或者每天一大早就会醒，等等。如果是上述情况，那么只要白天没有一直犯困，晚上也能有一些睡眠时间，即使睡眠时间很短，基本上也属于正常情况，不必过于担心。

决定入睡难易的睡前小行为

睡前的一些小行为通常会决定入睡的难易。睡前泡个热水澡、使用芳香疗法、在洗澡水中加入具有助眠作用的薰衣草精油，或者聆听一些优美的轻音乐、阅读一些陶冶情操的书籍都是促进睡眠的好办法。

相反，如果睡前看惊险刺激的影片、书籍，或者饮用咖啡、酒类等饮品，则会导致心跳加速、血压升高、脑活动增加，进而不易入睡。

轻松解决

缓解入睡难的简单放松法

精神压力过大会使人产生不安、紧张、兴奋等情绪，进而导致难以入睡。有的人为了缓解压力会找一些感兴趣的事情来做，但是过于投入其中反而会适得其反。所以改善睡眠，一定要找一些适合自己的放松法。睡前泡泡温水澡、喝点药酒，可以促进血液循环、缓解紧张。脚冷睡不着时，打一盆热水泡泡脚，可以很好地促进睡眠。

此外，洋葱中含有二烯丙基二硫化物，能缓解精神不安。将切成薄片的洋葱放在枕边也是一种不错的促进入睡的方法。

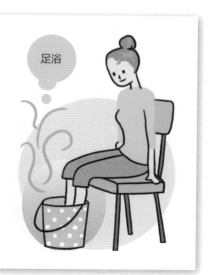

足浴

口臭

口臭分为生理性口臭和病理性口臭，生理性口臭通常通过刷牙便可消除，而病理性口臭则多是由口腔疾病造成的，需服药治疗。

不必过于在意的生理性口臭

很多人在早晨起床后会感觉到有强烈的口臭。这是由于睡眠中唾液的分泌减少，细菌的繁殖加快而引起的，这种口臭被称为"生理性口臭"，没有必要过分担心。早晨起床后要先刷牙、漱口，将口腔中的脏污全部吐出，之后随着进食和说话，唾液的分泌量会逐渐增多，生理性口臭就会自然地减弱。

空腹、精神紧张，或者感觉到有压力时，唾液的分泌量也会减少，使口臭变强，这些也都属于暂时的生理性口臭。

源于口腔疾病的病理性口臭

与生理性口臭相对应的是病理性口臭。大多数病理性口臭的产生与牙龈炎、牙周炎、龋齿等口腔疾病有关，但其病因不完全来自口腔，糖尿病、鼻咽部疾病、呼吸系统疾病、消化系统疾病等也会加重口臭。

如果不根除引起口臭的病灶，病理性口臭是无法改善的，久而久之还会导致人际交往中的不安，认为自己被别人嫌弃，造成精神困扰，进而患上"口臭恐惧症"。因此，如果有口臭的困扰，可以征询牙科、内科、耳鼻喉科医生的建议。

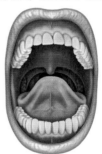

你知道吗？

吸烟会引起口臭吗？

现在很多女性有吸烟的习惯，"吸烟有害健康"是人人都知道的，但其实吸烟还会导致严重的口臭。

长期吸烟会导致香烟中的焦油积聚在牙齿表面，形成烟斑，烟斑常常会与牙结石、菌斑相结合，形成黑褐色的结石。这种黑褐色的结石会严重影响口腔卫生，引发口臭。此外，香烟中的物质通过口腔和鼻腔进入肺部后会重新从肺部经由口腔和鼻腔喷出，这会造成吸烟者独有的口臭。去除吸烟者口臭的最佳捷径便是戒烟和清洁牙齿。

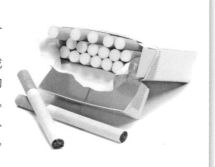

六大妙招还你清新口气

90% 的口臭都是由口腔问题引起的，如牙齿不干净、口中干燥、蛀牙或牙周炎等，有时还会由一些不良的饮食习惯、生活习惯或内脏疾病导致。所以，要想摆脱口臭，一定要找到正确的原因和方法，不妨试试以下 6 个妙招，立刻还你清新口气。

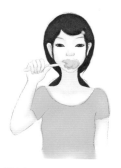

保持牙齿的清洁卫生
- 养成早晚刷牙的习惯，除了使用牙刷，还可以用牙间刷去除牙齿间的污垢。
- 在牙膏上蘸些盐，清洁效果会更好。
- 如果有蛀牙，请及早接受治疗。

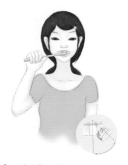

牙龈也要刷干净
- 将牙刷呈 45° 贴在牙龈上，用适度的力量摩擦牙龈。
- 刷牙龈时不必使用牙膏，但可使用少量盐。
- 如果患有牙周炎，请及早接受治疗。

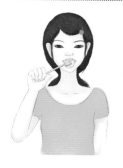

刷掉表面舌苔，保持口腔清洁
- 用牙刷从舌根向舌尖单向轻刷表面舌苔。
- 刷的力度不要太大，以免伤到舌头。
- 现在市面上有的牙刷背面可以直接刷舌苔，也可选用专门的舌苔刷。

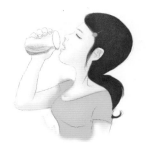

促进口腔的唾液分泌
- 平时多喝水，以每天喝 8 杯水为宜。
- 吃饭细嚼慢咽。
- 平时尽量少喝酒，以免口干舌燥。
- 绿茶富含儿茶酚，平时不妨多喝一些，可以预防口臭。

避免食用能产生口腔异味的食物
葱、蒜等调味料及肉类、乳制品都可引起口腔异味。

消除引起口臭的根源
如果是由于内脏出现病变引起的口臭，一定要先治疗内脏疾病。

脚臭

很多女性朋友饱受脚臭的困扰，遇到不得不将自己臭烘烘的脚露出来的情况，如拜访朋友需要换拖鞋或到日本料理店需要上榻榻米就餐时，确实是尴尬无比。

我只是脚臭，不是脚气

很多人会将脚臭和脚气弄混，其实两者还是存在一定区别的，但有时长期脚臭会发展成脚气，而脚气又会有脚臭的症状。

单纯发出臭味的脚臭

人的脚心汗腺较多，容易出汗，汗液中除了包含我们所知道的水分及盐分，还包含乳酸和尿素。如果脚大量出汗，脚上的细菌会大量繁殖，还会分泌角质蛋白，加上汗液中的乳酸及尿素成分，就会散发出一种臭味，这就是我们俗称的"脚臭"。如果鞋子不透气，空气不流通，脚的臭味就会更强烈。

真菌感染引发的脚气

脚气是一种由真菌感染引起的常见皮肤病，主要包括脚趾之间的皮肤脱落、有轻微糜烂的趾间糜烂型脚气，脚掌有很小水疱的小水疱型脚气，脚跟等部位的角质变硬、摸上去很粗糙的角化过度型脚气，以及趾甲厚、呈现黄白色的灰趾甲型脚气。

要想根治脚气一定要注意以下两个方面：首先，家中的脚踏垫、拖鞋、地板要保持清洁，否则就会附着大量细菌，同时，在使用健身房和游泳池内的脚踏垫时也要加多注意；其次，脚和鞋都要保持清洁，脚最好每天清洗，且要每天换鞋穿。

你知道吗？

穿着丝袜为什么还会脚臭？

有些女性认为脚臭是穿的运动鞋或靴子太过闷热导致的，于是夏天就穿着薄薄的丝袜和高跟鞋，可还是会脚臭。

其实丝袜虽然透气，但不吸汗。夏天双脚更容易出汗，如果出的汗无法及时被袜子吸收，就会发出酸臭的味道。

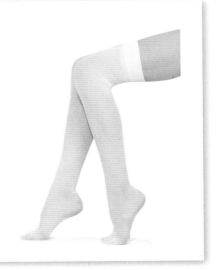

最爱的鞋子是引发脚臭的元凶

不穿袜子就直接穿鞋

每天都穿同一双鞋子

鞋子常常穿一整天不脱下来

脚趾间积存污垢

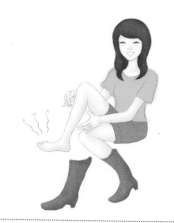

四大妙招让脚臭一去不回

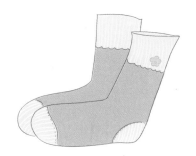

吸汗棉袜胜过性感丝袜

　　脚被包裹在鞋子中非常容易出汗，因此选择吸汗性好的棉质袜子非常重要。不穿袜子直接穿鞋容易将汗水和污垢留在鞋中，也容易引起脚臭。

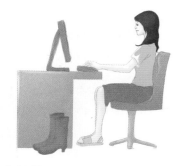

女人的鞋子就应该多一些

　　如果每天都穿同一双鞋子，鞋子内部就难以保持干燥，积攒下来的湿气会滋生细菌，从而导致脚臭。女性应该多准备几双鞋子，以备轮换着穿。

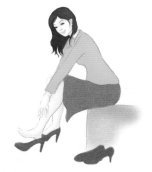

让双脚出来呼吸一下新鲜空气

　　上班族女性可以在办公桌下准备一双舒适、凉爽的鞋子，时不时让闷在皮鞋里的双脚也出来呼吸一下新鲜空气。

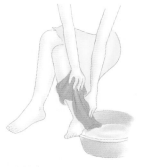

双脚同样需要彻底清洁

　　每天晚上一定要用温水清洗双脚，尤其要认真清洗脚趾间和脚指甲，必要时可以用软刷轻轻刷洗脚趾及脚跟。

腋臭

对于爱美的女性来说，如果腋臭如影随形，生活就像是噩梦一样，一举一动都会散发出令常人难以忍受的味道，有时甚至担心得不敢抬起胳膊。

腋下臭味的真实身份

人体的汗腺分为外泌汗腺和顶泌汗腺，其中，顶泌汗腺分布于人体的腋下及会阴等部位。顶泌汗腺中包含尿素、脂肪酸及氨等具有特殊气味的成分。当腋下闷热、汗液分泌量较多时，腋下便会散发出一种难闻的气味，这种味道就是人们常说的"腋臭"。

恼人体臭之大盘点

腋下散发臭味

- 容易出汗或腋毛较多
- 油性皮肤
- 耳垢黏稠
- 爱吃肉类等油腻食物、常常喝酒

皮肤散发臭味

- 容易出汗
- 不洗澡或没洗干净
- 爱吃肉类等油腻食物、常常喝酒
- 患有皮肤病

耳朵散发臭味

- 长时间不掏耳朵，积攒了很多耳垢
- 洗澡后不擦干净耳内
- 患有中耳炎

头发散发臭味

- 因为懒惰而好几天不洗头发
- 洗头发时未冲洗干净，洗发水和护发素残留较多
- 洗完头发没有及时吹干而是自然风干

你知道吗？

多穿衣服可以掩盖腋臭吗？

很多女性因为担心腋臭被别人闻到，便穿着厚厚的衣服试图掩盖。其实，这只会让情况越来越糟。因为厚衣服不但会让腋下产生更多的汗水，还会因为无法将汗水及时挥发出去而散发出更加难闻的腋臭。

不妨尝试一下小妙招，可以帮你解决腋臭的困扰。

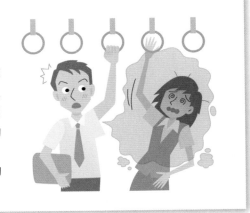

身体大扫除，还你迷人女人香

头发
- 为了美丽干净，每天都要认真清洗头发
- 让洗发水和护发素在头发上停留3分钟左右再冲洗
- 头发容易吸收味道，因此洗完后最好吹干

耳朵
- 每隔一段时间都要认真清洁耳朵
- 洗完后可以用棉花棒清洁耳朵
- 及早治疗中耳炎

私处（P33）

脚（P124）

嘴巴（P122）

腋下

皮肤
- 自备纸巾，随时擦汗
- 每天认真洗澡，保持身体清洁，重点清洗容易出汗的胸部和背部
- 少饮酒
- 少吃油腻食物
- 积极治疗皮肤病

3个小妙招，轻松除腋臭

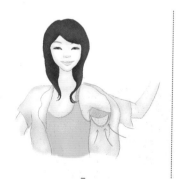

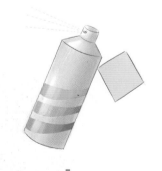

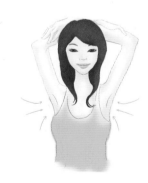

穿透气性好的衣服

透气性好的衣服有利于汗液的挥发，可以在衣服的腋下部位粘贴用于吸汗的衬垫等。

有效利用止汗喷雾

要勤擦拭排出的汗液，也可使用市场上出售的止汗喷雾。

去除腋毛

腋毛会增加腋下湿度，加快细菌繁殖，因此要及时去除腋毛。

脱发

头发有一定的生长周期，随着年龄的增长，会出现变细、脱发等现象，因此，每天掉一些头发属于正常现象。但是，如果每次洗头都会大把大把掉头发，排水孔附近也聚集着大量头发，就该警觉最近身体是不是出了什么状况。

关联病症

内分泌失调、斑秃。

引发脱发的四大元凶

缺乏营养——头发同样需要营养的滋润

导致脱发的原因有很多，首先是营养不足，头发是由一种叫作角蛋白的蛋白质构成的，节食或偏食会造成蛋白质的摄取不足，从而使头发失去光泽、变细，甚至导致脱发。

雌性激素——激素一紊乱，头发也添乱

雌性激素中的卵泡刺激素可促进头发的生长。因此，如果雌性激素的平衡遭到破坏，就会影响头发的生长。有的女性在生育后会大量脱发，就是这个原因。

压力过大——就连头发都受不了

在发根部位，附有向头发输送营养的毛乳头，毛细血管将头发所需营养输送到此处。压力或睡眠不足会使血液循环不畅，养分难以到达毛乳头，就会导致脱发。

染发、烫发——别给头发过多的负担

将头发扎起来，且长时间地向同一方向牵引头发，会给发根造成负担，从而导致脱发。频繁地染发、烫发，以及吹风机长时间吹头发等造成的强热也会损伤头发。

你知道吗？

如何使用何首乌来防脱发呢？

何首乌是一味中药材，有预防少白头和防脱发的功效。但是很多女性都不知道怎么使用这味中药。最简单的方法就是取干燥的何首乌根 3 克，加 2 杯水，煮至水剩一半后，饮其汤汁。

此外，预防脱发还可以用千针草自制的护发素。千针草也是一味中药材。具体方法是：在脸盆中放入一枝千针草，加入热水泡 2 ~ 3 分钟，将其汤汁当作护发素来使用。

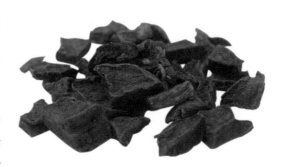

何首乌

8 个小步骤助你秀发飘飘

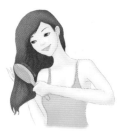

（1）洗头之前，先用梳子梳理头发，使头部血液循环顺畅，同时清除附着在头发上的灰尘。

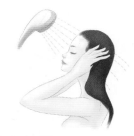

（2）使用洗发剂之前，先用热水冲洗头发，待头发完全浸湿后，污垢会自动浮出。

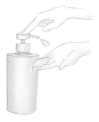

（3）将洗发剂倒入手心，产生泡沫之后再涂抹到头发上，千万不要将洗发剂直接涂抹到头发上。

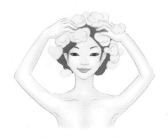

（4）用脂腹轻轻地从上到下不断地按摩头部，清洗头发。

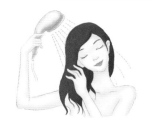

（5）用清水长时间认真地冲洗头发，直到将洗发剂完全冲洗干净。

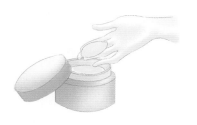

（6）为了能更好地保护头发，在洗发后可以使用护发素。

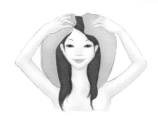

（7）湿头发摩擦大，头发容易受损伤，因此最好尽快将头发吹干，可先用毛巾将头发包住以吸收水分。

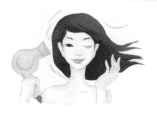

（8）将吹风机放在距离头发 20 厘米处缓缓地来回移动，注意不要长时间朝着同一个地方吹头发。

痔疮

你一定听过"十人九痔"这句话，可见痔疮发病率之高。如今，痔疮开始瞄上那些在电脑前"一坐不起"的久坐族。一旦得了痔疮，不仅常常便秘或腹泻，还会出现肛门疼痛、便血等症状，真是苦不堪言。

肛肠疾病的三大类型——痔疮、痔瘘、肛裂

痔疮

肛肠疾病常见痔疮、痔瘘、肛裂三种，其中最常见的是痔疮。以位于肛门和直肠中间的齿线为界，在临近直肠部位形成的痔疮为内痔，在肛门附近形成的痔疮为外痔。

痔瘘

痔瘘是由于齿线的凹处被细菌侵入、化脓，脓液淤积而引起的。当脓肿破裂后形成孔，孔处再次被细菌感染，导致脓液淤积，如此反复，就形成了脓液的通道。

肛裂

容易便秘的女性患有肛裂的概率会很高。由于患有肛裂后排便时会有剧痛感，因此强忍着不去排便，久而久之就会引起便秘，以致陷入恶性循环。

积极治疗，摆脱痛苦的痔疮

痔瘘是需要进行手术切除的。但是，痔疮和肛裂在处于尚不严重的阶段时，只需使用市面上出售的药物即可治愈。为了防止痔疮恶化，首先要预防便秘，上厕时避免用力过猛和长时间地蹲坐。排便后保持肛门周围的洁净，不要使身体受凉，养成良好的生活习惯。

你知道吗？

久坐族为什么备受痔疮的"青睐"？

办公室白领、司机、会计，这些久坐族们经常一坐就是一整天，是痔疮的高发人群。

久坐会使臀部长时间受到压力，肛门部位得不到放松就会导致血液循环不畅，使静脉过度充血、曲张。加上运动不足，肠胃蠕动减慢导致便秘，也会使静脉受到压迫，导致局部充血和血液回流障碍，从而引发痔疮。建议久坐族时常变换一下坐姿，多走动以促进血液循环。

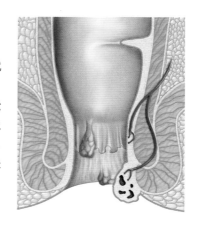

痔疮症状的全面解析

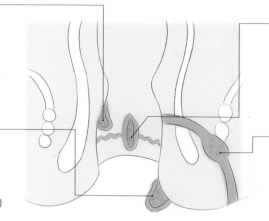

内痔
- ●经常便秘
- ●排便时通常不会痛
- ●经常便血
- ●痔核会从肛门内掉出

外痔
- ●经常便秘
- ●排便时很痛
- ●不会便血
- ●肛门处出现肉球状的痔核

肛裂
- ●经常便秘
- ●排便时肛门会痛
- ●便血或排便后擦屁股时血液会沾在卫生纸上

肛瘘
- ●经常腹泻
- ●排便时肛门不会痛
- ●屁股经常会有湿漉漉的感觉，并黏在内裤上
- ●屁股上出现突起物

健康生活，将痔疮拒之门外

多喝水

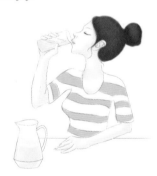

适量运动

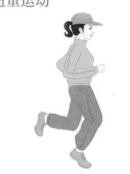

三餐规律

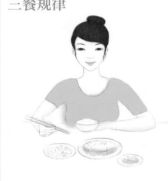

不要久坐，适当放松

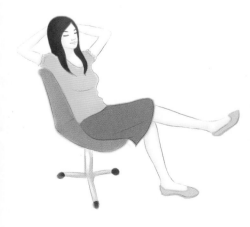

保持屁股清洁

　　洗澡时仔细清洗屁股，排便后用卫生纸仔细擦拭屁股。

解决便秘问题

　　合理饮食和适量运动都有助于加速肠胃蠕动，促进排便。

少食辛辣刺激性食物，少饮酒

　　辛辣食物和酒类都会刺激肛门，加剧痔疮症状。

使用药物治疗

　　痔疮初期，可根据医嘱选择市面上的痔疮药来减轻症状。

便秘

女性常常因为压力过大、缺乏运动、摄入水分或纤维类食物过少等原因患上便秘。一旦患上便秘，不仅排便时苦不堪言，还会因体内毒素无法排出而引发一系列不适症状，如长痘痘、精神疲乏、食欲不振等。

关联病症

痔疮、大肠癌、子宫肌瘤、子宫内膜异位症、肠易激综合征。

每天排便也有可能是便秘

在一定的、较短的周期内（通常为1天）有一定量的粪便排出是正常的排便。两三天1次，没有不快感且有一定规律的排便，并不是便秘。出现持续一周以上排便困难、排便后没有爽快感等情况，便是便秘。即使每天都排便，但每次排便都不舒畅、有残便感，也属于便秘。

忍住不去排便也是便秘的导火索

生活规律发生变化、精神压力大、缺乏运动、日常饮食中没有摄入充足的水分和膳食纤维等，都会导致便秘。如果是这些原因引起的便秘，不必过于担心，只要恢复正常的生活方式，或者改变不良的生活方式，尝试新的、更健康的生活方式，就能逐渐缓解便秘症状。

其实，一些人经常在想排便的时候因种种原因忍着不排便，这才更令人担忧。这种习惯非常容易引发便秘，尤其是肠胃功能比较弱的女性。

放任不管，便秘给你好看

便秘让人痛苦，由便秘引发的疾病更令人痛苦。便秘严重时，为了能够排出粪便，只好更加用力，在这种情况下，很容易导致血压突然升高，或者由于排出的粪便很硬而伤及肛门，结果又患上了痔疮。因此，一旦出现便秘，不可放任不管。

你知道吗？

为什么喝酸奶缓解便秘，却导致腹胀难受？

人们通常认为，酸奶和双歧杆菌有助于缓解便秘。然而，对于很多人来讲，摄入过多此类食品，即使排便能变得顺畅，也会致使肠内有气体堆积，结果导致腹胀难受。"本来是为了胃肠的健康才经常喝酸奶的，结果却搞得腹胀难受"的人有可能符合上述情况。所以，感到腹胀不舒服时应停止饮用酸奶。缓解便秘不妨尝试其他的方法。

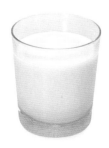

八大妙招助你摆脱便秘困扰

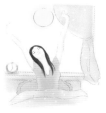

生活作息规律

养成每天晚上 11 点前入睡，早晨 7 点前起床的良好作息习惯。

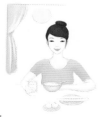

一定要吃早餐

早饭可刺激肠道，使其苏醒，即使是匆忙的早晨，也应养成吃早饭的良好习惯。

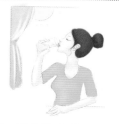

每天摄入充足的水分

每天应摄入充足的水分，尤其是早晨，空腹喝一杯温水可刺激肠道，利于通便。

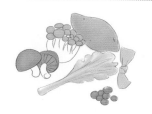

多吃富含膳食纤维的食物

蔬菜、菌类、薯类、海藻类、豆类等富含膳食纤维的食物可软化粪便。

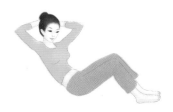

适度运动

锻炼腹肌的运动或散步、游泳等全身运动可促进肠道蠕动。

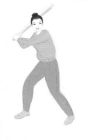

不要积攒压力

压力会导致肠胃蠕动减慢，及时舒解压力也能预防便秘。

经常按摩腹部

以肚脐为中心，用手心沿顺时针方向按摩腹部，从体外对肠道施以刺激，可有效促进肠道蠕动。

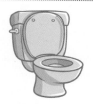

有便意时立刻去厕所

如忽视正常的便意，通过强忍使便意消失，日久就会引起便秘，因此要多加注意。

腹泻

肠内粪便中的水分如果没有被充分吸收就被排出而形成腹泻，多数是因为暴饮暴食造成的。此外，压力过大也是诱发腹泻的主要原因之一。也有许多年轻女性经常发生腹泻是由肠易激综合征引起的。

腹泻、便秘、胃肠感冒、肠易激综合征。

大吃大喝，当心腹泻

相信不少人都有过这样的经历，肚子一边"咕噜咕噜"地叫，一边痛得难受，恨不得马上跑进厕所。像这样突如其来的腹泻，通常是由于暴饮暴食造成的，不用过于担心。

但是，如果除了腹泻，还有呕吐、高热等症状，那就很有可能是食物中毒了，此时必须立刻去医院就诊。

压力过大，腹泻、便秘轮番上阵

如果几乎每天都有腹泻的症状，或者不停地腹泻、不停地便秘，那可能是由于生活或精神压力过大，导致体内自主神经功能失调，或是由肠易激综合征造成的。另外，十二指肠溃疡、大肠癌等消化器官疾病也可能会引起腹泻。

遇到上述情况，不能放任不管，一定要及早就医，接受医生的诊断和治疗。

腹泻过后及时补水

有的人在腹泻后害怕肚子继续疼痛而不敢喝水，其实这种做法会适得其反。因为在腹泻后，随着粪便的排出，身体会流失大量水分，容易陷入脱水状态。所以，腹泻后最好能多次少量饮水，最好喝温开水，以补充体内丢失的水分。

你知道吗？

什么是肠易激综合征？

肠易激综合征是因小肠和大肠机能的平衡被破坏，导致周期性腹泻和便秘的一种疾病。但是去医院检查肠道时，往往不会发现有炎症、溃疡或息肉等。神经过敏，以及原本就容易有精神压力的人容易患上此病。

现代医疗技术对此病并无特别有效的治疗方法。中医则提倡通过缓解精神压力、调整肠胃机能来改善症状。受肠易激综合征困扰的人们，可以尝试接受中医治疗。

女性腹泻常见的四大原因

饮水过量

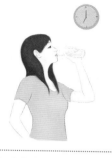

压力过大

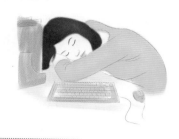

食用太多的油腻食物

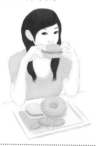

身体受寒

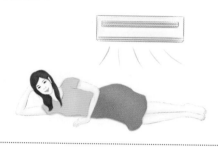

缓解腹泻的四大特效穴位

　　由肠胃不适引起的腹泻，可对脾俞、胃俞二穴进行指压。由精神压力引起的腹泻，则可对阴陵泉、太冲二穴进行指压。

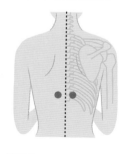

脾俞穴

　　位于背部，第 11 胸椎棘突下，后正中线旁开 1.5 寸处。

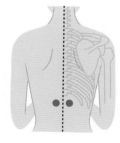

胃俞穴

　　位于背部，第 12 胸椎棘突下，后正中线旁开 1.5 寸处。

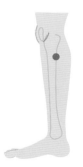

阴陵泉穴

　　内踝骨沿胫骨的内侧向上，直至膝盖下方突出部（胫骨）的下方。

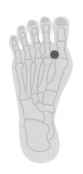

太冲穴

　　沿第 1、2 趾的间隙向脚腕走，首先碰到骨头的地方。

尿失禁

如果突然打了个喷嚏，就会感觉到有少量尿液流出来，这种在无意识状态下的少量遗尿就称为"尿失禁"。一般来说，中年女性更容易出现尿失禁的现象，不过也有 20 ～ 30 岁的女性受到尿失禁的困扰。

关联病症

子宫脱垂、膀胱病变、神经系统障碍。

尿失禁的头号元凶——骨盆底肌群松弛

尿失禁分为压力性尿失禁、紧迫性尿失禁和反射性尿失禁等三种类型，其中紧迫性尿失禁和反射性尿失禁通常是由于神经系统障碍等疾病引起的。而压力性尿失禁则多是由于大笑、打喷嚏、抬重物时使腹部受压而不自觉出现的，女性的尿失禁通常属于这种类型。

压力性尿失禁常见于有过生育经历的女性。女性在生产时，由于阴道和尿道口周围重叠，导致骨盆底肌肉松弛，产后骨盆底肌肉如果无法恢复到原本的状态，便时常会出现尿失禁的现象。

骨盆底肌肉包括阴部和外尿道口周围的肌肉，其主要功能是在人不排尿时控制尿液，使其不流出体外。一旦骨盆底肌肉松弛，尿液的流出便不受控制，就会出现尿失禁。因此，若想摆脱尿失禁的困扰，就要设法强健骨盆底肌肉。

勤做骨盆底肌群保健操，轻松告别尿失禁

长期坚持做强健骨盆底肌群的保健操可以有效改善尿失禁。怀孕的女性一定要从怀孕开始到产后都要坚持做这个体操，由于生产而导致尿失禁的女性也不妨尝试一下。可参照下页介绍的方法，每天做 2 ～ 3 次，坚持 2 ～ 3 个月，便可有效强健骨盆底肌群，改善尿失禁。

如果坚持做保健操都无法摆脱尿失禁，则有可能是由于骨盆基底的肌肉受到了较严重的损伤，或者由膀胱病变、子宫脱垂等造成的，这时就应及时到医院妇科进行检查和治疗。

你知道吗？

膀胱能储存多少尿液？

正常来讲，人一旦有尿意，膀胱的肌肉便开始产生作用，使尿道口张开，以使储存在膀胱内的尿液立刻顺畅地排出体外。成人的膀胱一般可以储存 300 ～ 500 毫升尿液，当尿液累积到 200 毫升时，人就会产生尿意。一般来讲，成年女性每天的排尿量为 700 ～ 1600 毫升，平均为 1000 毫升。

缓解尿失禁的骨盆底肌群保健体操

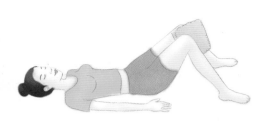

膝关节并拢，双脚分开

平躺在床上，两膝之间夹一条折起来的毛巾。放松臀部肌肉，一边呼气，一边收紧阴道和肛门附近的肌肉，然后吸气放松，如此反复几次。

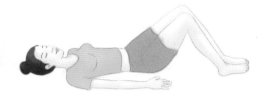

膝关节并拢，双脚并拢前伸

平躺在床上，两膝并拢，脚尖前伸。放松臀部肌肉，一边呼气，一边收紧阴道和肛门附近的肌肉，然后吸气放松，如此反复几次。

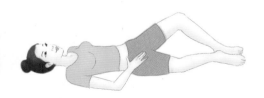

膝关节打开，双脚脚心并拢

平躺在床上，双脚脚心并拢，膝关节向两侧打开，后背不要离开床。放松臀部肌肉，一边呼气，一边收紧阴道和肛门附近的肌肉，然后吸气放松，如此反复几次。

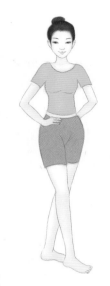

交叉站立

双脚十字交叉站立，下意识地收紧阴道和肛门附近的肌肉，然后放松，如此反复几次。

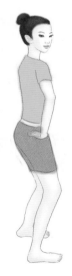

双脚分开站立

双脚打开，与肩同宽，膝关节微微弯曲，下意识地收紧阴道和肛门附近的肌肉，然后放松，如此反复几次。

非经期小腹痛

小腹疼痛是女性常见的症状，有时候女性不仅经期会出现小腹痛，平常也会因便秘、腹泻等导致小腹痛，千万别小瞧这种看似平常的症状，有时甚至还隐藏着某些严重的疾病。小腹痛有哪些表现、不同部位的小腹痛又有什么区别，本节将向你一一介绍。

关联病症

便秘、子宫肌瘤、卵巢肿瘤、子宫内膜炎、经前期综合征。

小腹疼痛，也许是妇科病在作祟

我们将小腹俗称为"小肚子"，小腹是指肚脐下面、骨盆一带的部位。骨盆内有子宫、卵巢和输卵管等女性独有的生殖器官，还包括直肠、膀胱、输尿管等一般的器官。如果是月经来的前几天小腹开始疼痛，就可能是经前期综合征造成的；如果小腹疼痛发生在月经期间，则可以归为痛经；如果小腹疼痛发生在此次经期与下次经期之间、排卵期的前后，那么就是排卵造成的疼痛。此外，便秘或腹泻也会引起小腹疼痛。

小腹疼痛除了上述几种原因，还有可能是由其他器官的病变引起的。一般来说，由于子宫或卵巢发生病变而引起的小腹疼痛大多伴有不正常出血、白带异常、触摸时有硬块等其他症状。例如，如果下腹部正中央有硬块，很有可能是子宫肌瘤，而每逢月经时有剧烈的疼痛，则有可能是子宫内膜炎。因此，面对小腹疼痛，首先应根据症状，准确判断小腹的哪个部位、以何种方式疼痛。这样在接受诊察时，才可以准确地将具体症状告知医生，而不只是简单地说"小肚子痛"。

怀孕期间，对小腹疼痛要提高警惕

月经推迟且有妊娠的可能性时，如果感觉到小腹疼痛，应考虑是否是宫外孕或流产。如果是先兆流产或流产，不正常出血的同时还会伴有腹胀、阵痛等周期性疼痛。此外，如果发生剧烈的疼痛，就很有可能是宫外孕。宫外孕时，若输卵管破裂，就会出现生命危险。因此，怀孕时一旦突然感觉到剧烈的疼痛，应立即去医院检查。

你知道吗？

小腹疼痛只吃止痛药管用吗？

如果是单纯的经期疼痛，可以适量吃一些缓解痛经的药物，但一定要注意，有些药物在月经期间是禁止服用的。如果是其他原因的小腹疼痛，就要弄清楚是何种原因引起的，例如，由便秘引起的小腹痛要首先解决便秘问题，一旦便秘解除，疼痛也会随之消失。无论如何，一旦小腹疼痛非常严重，就要及早到医院进行检查，以免延误病情。

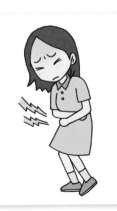

难以忍受的小腹疼痛

即使是单纯的小腹疼痛，也有很多种疼痛方式。在接受诊察时，应尽量详细地将疼痛状况告知医生。

小腹疼痛的情况
- 月经时疼痛
- 此次月经和下次月经之间疼痛
- 每次月经时疼痛都会加剧
- 与月经无关的慢性疼痛
- 突发性疼痛
- 发生性行为之后疼痛

小腹如何疼痛
- 小腹中间疼痛
- 左边或右边疼痛
- 像针扎一样疼痛
- 疼痛长期持续
- 疼痛时有时无

小腹疼痛的伴随症状
- 白带增多，白带味道、颜色发生改变
- 出现不正常出血
- 下腹部发胀
- 腰痛
- 可以触摸到硬块
- 下腹部凸起

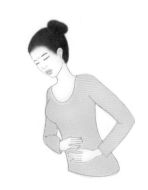

疼痛部位不同，预示病症不同

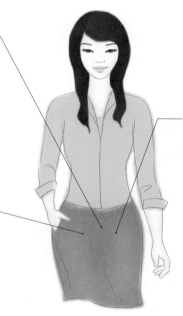

小腹中间疼痛

子宫内膜炎、子宫肌瘤、子宫腺肌症、骨盆腹膜炎、痛经、膀胱炎、子宫破裂、宫外孕、早产、流产、常位胎盘早期剥离等。

小腹左侧疼痛

左侧的子宫附件炎（输卵管炎、卵巢炎）、卵巢出血、卵巢肿瘤、宫外孕等。

小腹右下方疼痛

右侧的子宫附件炎（输卵管炎、卵巢炎）、卵巢出血、卵巢肿瘤、宫外孕等。

头痛

几乎所有女性都有过头痛的经历，有时头痛还会反复发作，非常折磨人。通常，女性的头痛包括由肩膀或脖子僵硬等导致的紧张性头痛和由睡眠不足、饮酒过度等导致的偏头痛。

女性头痛的两大类型

女性头痛的主力军——紧张性头痛

从事电脑作业、伏案工作或长时间地看书都可能引起紧张性头痛。从头后部到侧部都有紧箍感和重压感，同时还伴有脖颈和肩膀酸痛。其主要成因是长时间地保持低头的姿势，造成颈部的肌肉紧张，使血液循环缓慢，形成大量乳酸等体内废物，从而产生疼痛。这种情况下，洗个热水澡，然后伸展肌肉或按摩，头痛便可以有效缓解。

女性头痛的第二元凶——偏头痛

偏头痛的症状是一侧头部出现跳痛感，有时会伴随头要破裂一样的剧痛及呕吐。有人在头痛开始之前，眼前会出现刺眼的光等先兆。

偏头痛通常是血管发生异常导致的。当某种原因导致血清素分泌过剩时，就会使大脑的血管迅速收缩，随后马上恢复原状，并开始扩张，这种变化会对周围的神经造成压迫，从而引发疼痛。过度劳累、睡眠不足、压力、季节变化、饮酒、月经等都可诱发偏头痛。这种情况下，让大脑暂时放松，用手指按压太阳穴，使血管收缩，可以减缓疼痛。当然，遗传因素也有可能诱发偏头痛。

女性是不是比男性更容易患偏头痛？

一般来说，女性比男性更容易患上偏头痛。研究显示，女性偏头痛与体内的雌性激素有关，在排卵期或月经来潮前，雌性激素会增加，它所产生的一种物质会刺激大脑神经，导致女性情绪激动、心情烦躁，从而出现偏头痛。除此之外，偏头痛的发作与女性习惯积攒压力、过于疲劳、睡眠不足也有很大关系。

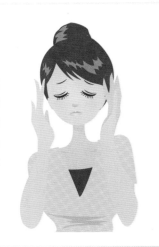

导致头痛的八大元凶

整个头部很重，后脑勺压迫般的疼痛
- 紧张性头痛
- 心因性头痛
- 视疲劳

发热引发的头痛
- 感冒

只有一侧头部觉得刺痛
- 偏头痛

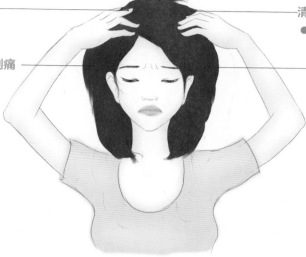

清晨头痛得特别厉害
- 脑瘤

头部裂开般的疼痛
- 蛛网膜下腔出血
- 脑出血

头痛时的饮食宜忌

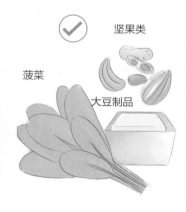

坚果类

菠菜

大豆制品

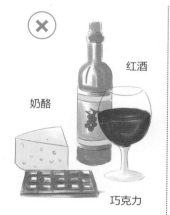

红酒

奶酪

巧克力

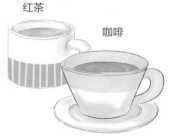

红茶

咖啡

菠菜、坚果、大豆制品等食物中的镁有缓解压力和疲劳的功效，有利于治疗偏头痛和紧张性头痛。

红酒、酸奶、巧克力等食物含有促使血管扩张的成分，可诱发偏头痛，因此要尽量少吃或不吃。

咖啡因可以促进血管收缩，在偏头痛发作时饮用可减缓疼痛。但对紧张性头痛则起相反的作用。

肩膀酸痛

肩膀和脖子不仅负责支撑起沉重的头颅，还要负责支配双手的运动，因此，肩膀是人体最容易发酸的部位。因精神压力而变得焦躁不安、紧张，以及颈椎受到撞击和肩膀肌肉僵硬都会导致肩膀酸痛。

肩膀酸痛的头号元凶——肌肉僵硬

大部分肩膀酸痛都是由肩膀及其周围的肌肉疲劳造成的。引起肩膀酸痛的原因有很多，如长时间保持同一种姿势，长时间待在冷气房里致使身体变冷，压力过大，眼睛近视而佩戴的眼镜度数又不合适，在电脑前坐的时间太长导致眼睛疲劳，等等。

如果肩膀至背部的肌肉变得僵硬，就会影响血液循环，身体内部的"毒素"（能够使人疲劳并引起身体疼痛的有害物质）就不能被及时排出体外，于是就会造成肌肉的僵硬或疼痛。

在这种情况下，可以通过按摩、贴湿布热敷或泡热水澡等方法来促进血液循环，以减轻肌肉的僵硬或疼痛症状，只要情况能有所缓解，就无须过于担心。

肩膀酸痛的其他原因——生理疾病

如果肩膀除了僵硬，还表现出其他症状，那么就有可能是患了某种必须进行治疗的疾病。如果出现了头晕或月经不调的症状，那么有可能是更年期障碍；如果后脑勺感到疼痛，则有可能患有高血压；如果肩膀的活动能力减弱，则可能患了肩周炎。

如果除了肩膀僵硬，还会长时间感到麻痹，并出现呕吐、头痛等症状，最好去医院进行检查就诊。

你知道吗？

经期前为什么会肩膀酸痛？

许多女性在经期前除了乳房胀痛，还会肩膀酸痛。这是因为，月经前女性体内的雌性激素会迅速增加，导致自主神经功能紊乱、血液循环受阻，从而导致肩膀酸痛。一般来说，这种症状也会出现在自主神经功能紊乱的更年期。

如果在月经前或更年期出现较为严重的肩膀酸痛症状，就要及时去医院检查，以免延误病情。

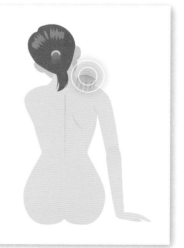

消除肩膀酸痛的 3 个小妙招

颈部和肩膀的运动操

长时间保持同一个姿势，如长时间坐在电脑前等，是导致肩膀酸痛的重要原因之一。因此，可以常做肩部的运动操，适时活动一下僵硬的肩部。

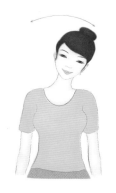

头部前后、左右晃动

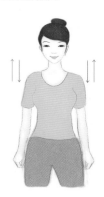

肩膀上下抖动

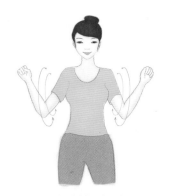

小臂前后摇动

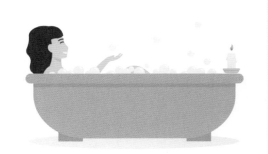

泡澡使身体保持暖和

身体从内部逐渐变暖和，可促进全身的血液循环。要达到此目的，单纯的淋浴是不够的，在淋浴之后还要再泡一个能够浸泡到肩膀的全身浴来暖和身体。

> 在出浴后，用温水和冷水交替冲洗僵硬的肩膀。用感觉稍微有点热的温水冲洗 2 ~ 3 分钟，然后再用感觉有点凉的水冲洗 2 ~ 3 分钟。这样重复 2 ~ 3 次，可使血液循环更加顺畅（高血压及心脏病患者要慎用此方法）。

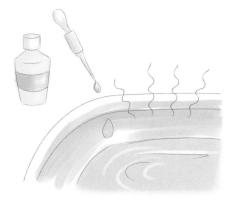

通过芳香热敷来放松身心

用具有放松肌肉、顺畅血液循环功效的迷迭香或具有放松身心、镇静安神功效的薰衣草等令人心情愉悦的芳香精油来进行热敷。在脸盆中加入热水，在水中滴入 1 ~ 3 滴精油，将叠好的毛巾浸入水中，拧干后敷在肩膀或颈部即可。

> 将精油放入一个芳香容器中，放在室内或在洗澡时滴 1 ~ 3 滴在水中，营造一个清香的入浴环境，皆有放松身心的作用。

腰痛

如今，年纪轻轻就因腰痛而感到苦恼的女性非常多。腰痛主要是由腰椎、胸椎及腰部关节等发生异常导致的。如果感到腰痛，应留心一下腰痛发作时间的长短，短时间的腰痛有可能是由不良姿势导致的，长时间的腰痛则要留心是否有隐藏疾病。

关联病症

子宫肌瘤、卵巢囊肿、腰椎间盘突出、子宫内膜异位症、经前期综合征。

引发腰痛的三大元凶

日常生活中的诸多因素

开车或长期从事伏案工作等经常保持弯腰姿势的人，或从事其他会对腰部产生较大负担工作的人容易腰痛。有时腰痛也与职业无关，而是由不良姿势、穿高跟鞋等引起的腰腿疲劳，或者由下半身受凉等日常生活中的诸多因素引起的。

脊椎疾病、内脏疾病、精神疾病、心理疾病等

除了日常生活中的肌肉紧张，腰椎间盘突出等脊椎疾病，内脏疾病、精神疾病、心理疾病等也是引起腰痛的重要原因。单纯的腰痛可以通过休息、肌肉拉伸、按摩来缓解。但是，如果腰痛与日俱增，且伴随着尿血、呕吐、发热等其他症状时，应该及早去医院检查就诊。

子宫或卵巢病变

女性的慢性腰部疼痛很有可能是由子宫肌瘤、子宫内膜炎、卵巢肿瘤、子宫癌等疾病引起的。这种情况下，要先确认除腰痛之外，是否有白带异常、子宫不正常出血等其他症状，并及时去医院妇科进行检查。

你知道吗？

脚趾掰不开，这是怎么回事？

经常腰痛的人可以掰开脚趾看看，如果脚趾能掰开便没有问题，如果掰不开则需要引起注意。从脚趾开始一直到腰的部分，是通过一连串的系统化肌肉——"经筋"连接而成的。脚趾掰不开，是因为腰到脚趾的经筋负荷已满，也就是说腰部肌肉丧失了柔软性。一般认为这种情况较容易引发腰痛。

另外，经常腿抽筋的人要注意预防腰痛。随着抽筋的部位沿着脚趾、小腿、大腿越来越往上走，发生腰痛的可能性也会提高。

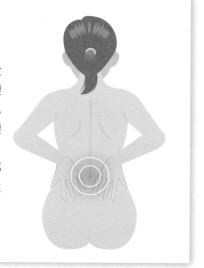

预防腰痛的四大关键时刻

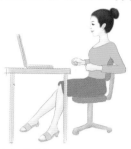

在办公室办公时

长期伏案后要休息一会儿，伸伸腰，放松身体，坐着时要保持腰部挺直。

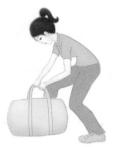

搬重物时

屈膝屈髋，腰背尽量挺直，利用腿部的屈伸来搬抬。

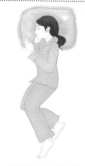

睡觉时

选择有一定硬度的卧具，侧躺时腿部稍弯曲，腰部屈曲，这样可减轻腰部负担。

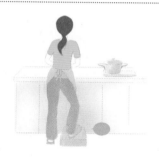

做饭时

脚放在 10 厘米左右的台阶上，两只脚交替进行，这样可减轻腰部的负担。

简单易行的腰部伸展操

做此伸展操时，不要太用力，轻松地进行是关键，也不要勉强自己，按感觉舒适的程度进行即可。

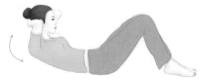

仰卧，双腿弯曲，一边呼气一边缓缓地抬起上身，保持 5 秒，然后缓缓还原。

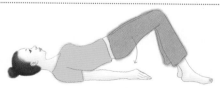

仰卧，双腿弯曲，将臀部和腰部缓缓抬起，保持 5 秒，然后缓缓还原。

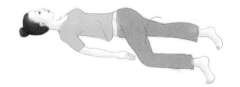

仰卧，保持上身不动，扭动腰部及腿部，左右交替进行 10 次。

手脚发凉

有很多女性天气一转凉，就会因为寒冷而瑟瑟发抖，通常都会表现出手脚冰凉的症状。手脚冰凉的女性通常还伴有痛经、尿频、腹泻等症状，这些症状可能代表体内消化系统或生殖系统的功能较弱。

关联病症

贫血、低血压症、自主神经功能失调。

手脚冰凉的主要原因——自主神经功能失调

当外界温度较高时，我们体内的血管便会扩张，使血流速度加快，体内的热量便可以快速散出；当外界温度较低时，体内的血管便会收缩，体内的热量便不容易散出。而控制体温的便是自主神经，所以一旦自主神经功能失调，血管的扩张和收缩便会失去控制，血液循环也随之变差，身体就会变冷。尤其是位于神经末端的手脚更易感到寒冷，这是因为末梢血管较细，血液循环更容易变差。

引起自主神经功能失调的原因有很多，主要有压力和雌性激素平衡被打破等。此外，吸烟、缺乏运动、无节制地节食、长时间待在空调房内等都会使自主神经的平衡性遭到破坏，使其无法有效地调节血液循环，结果就会引起末梢神经血液循环障碍，导致手脚冰凉。

手脚冰凉的克星——中药疗法

中医认为，手脚冰凉是血流不畅、月经不调、痛经、肩膀酸痛、腰痛、尿频、不孕症等的具体表现。因此，中医治疗手脚冰凉的方法和药材非常完备。

当归芍药散和桂枝茯苓丸可以有效改善手脚冰凉。在中医院（科），医生会根据患者的体质和症状来配药。因手脚冰凉而感到烦恼时，可以去中医院（科）进行咨询和检查。

你知道吗？

"美丽冻人"危害真的很大吗？

年轻时尚的女性朋友们常常为了美丽而不惜在寒冬里穿着超短裙，殊不知"美丽冻人"的危害有多大。女性不注意保暖会导致血液循环不畅，引发手脚冰凉、畏寒等症状；轻则会引发老寒腿和关节炎，以及气色不佳、皮肤干涩等；重则引发妇科疾病，如痛经、宫寒、盆腔炎、子宫内膜异位症等，甚至会导致更为可怕的不孕症。

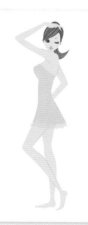

手脚易冰凉，疾病找上门

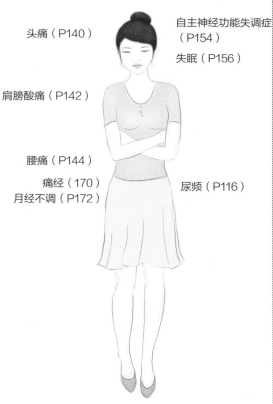

头痛（P140）

自主神经功能失调症（P154）

失眠（P156）

肩膀酸痛（P142）

腰痛（P144）

痛经（170）
月经不调（P172）

尿频（P116）

　　此外，血液循环不畅还可能引发甲状腺功能低下、卵巢机能障碍、肾炎及糖尿病等病症，通常伴有手脚冰凉的症状。因此，手脚冰凉的症状严重时应及早到内科检查。

4 个小妙招，立刻让身体回暖

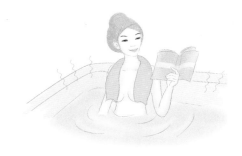

好好地泡一个热水澡

　　睡前只要泡 20 分钟热水澡就能让你从里到外地暖和起来。

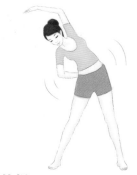

多做伸展体操

　　伸展体操可以促进血液循环，让你的身体暖和起来。

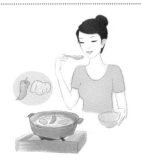

多吃暖体的食物

　　温热的汤、辣味的食物及生姜、土豆、海藻等食物都有助于暖和身体。

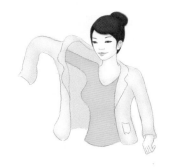

多穿一件衣服

　　怕冷的女性可以多穿一件衣服保暖，尤其是在空调房间内。

水肿

用手指按压脚踝,如指印长时间无法消失,就可以诊断为水肿。也可以通过戒指的印记无法消失、体重突然加重等情况来诊断水肿。

关联病症

经前期综合征、心脏或肾脏方面的病变。

水肿的两大类型——自然水肿 & 病变水肿

自然水肿

长时间站立、下蹲或坐着会感到鞋子变紧,这就是脚水肿了,这是由于静脉血液暂时性不畅、下肢水分淤积而导致的;长时间行走,或晚上睡觉前大量饮水也会出现水肿;摄取盐分过多时,身体为了保持平衡会蓄积水分,进而引起水肿。此外,饮酒过度也会出现面部水肿。当脚部、脸部或手部稍微有些水肿但不久就会自然消失时,一般没必要太过担心。

病变水肿

有的水肿与某种疾病有关。全身性水肿有可能是心脏、肝脏、肾脏疾病或甲状腺功能低下等内分泌异常,身体发出的信号。此外,一些局部性的水肿可能是由血管或淋巴管障碍(血栓性静脉炎等)引起的。

水肿是通过肉眼观察就可以发现的疾病,因此,很容易被察觉。如果水肿持续好多天仍没有消失,应及时去医院就诊。

你知道吗?

吃什么可以缓解水肿?

水肿的原因之一是体内蓄积了过多水分,所以可多吃一些有利尿作用的食物,如红豆、薏米、西瓜、冬瓜、鲤鱼、鲫鱼等。可以用 1 大勺薏米、1 大勺红豆加 3 杯水煮,煮至水剩一半后,饮其汤,具有利尿消肿的功效。西瓜和冬瓜则可去皮,捣碎后,用布榨汁,每天适量饮用对消除水肿同样具有显著效果。

相反,年糕和红豆糯米饭等用糯米做的食物,以及银杏等食材有抑制排尿的作用,水肿时应少吃。

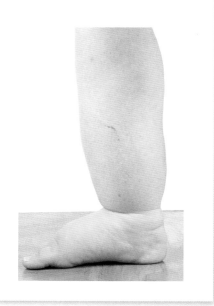

6 个小妙招，轻松消水肿

脚部水肿时

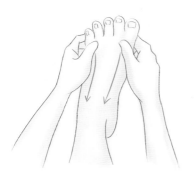

用两个大拇指从脚尖到脚踝方向按摩脚部，使淋巴液按照从趾尖到心脏的方向流动。

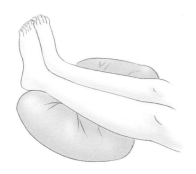

睡觉时在脚下垫一个垫子，使双脚高于心脏。

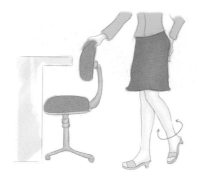

长期坐着工作时，中途可以站起来，扶着椅子绕圈活动脚踝，使身体放松。

脸部水肿时

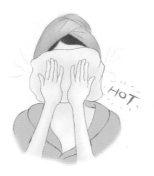

将热毛巾敷于面部，然后轻轻地从下巴往上按摩，使淋巴液从下巴流向脸颊、头部。

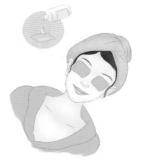

在化妆棉上滴一些化妆水，敷在眼睛上约5分钟。

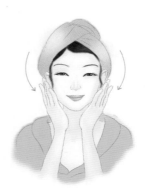

按照额头、眼睛、耳前、耳后的顺序按摩脸部。

青春痘

　　青春痘是毛囊皮脂堆积，受痤疮杆菌影响而引起的炎症。青春期的青春痘多由激素分泌旺盛、皮脂的分泌增加造成毛孔堵塞引起，而成人的青春痘多由激素平衡紊乱及保养方式错误、过度疲劳、压力过大等引起。

关联病症

　　压力、失眠。

青春痘的三大帮凶

活跃的黄体素

　　雄性激素有使皮脂腺分泌旺盛的功能，作为雌性激素之一的黄体素也有着类似雄性激素的功能，可以使皮脂增多、角质层增厚。因此，在黄体素分泌旺盛的生理期前，会有很多人出现青春痘等皮肤问题。

不安定的激素

　　青春期是皮脂腺分泌非常旺盛的时期，在 T 字区等皮脂腺多的部位，非常容易产生青春痘。青春期雌性激素分泌失调使得皮脂的分泌更加旺盛，也会促使导致青春痘感染炎症的痤疮杆菌大量增加。但是，这种青春痘会随着成长自然症愈。

错误的清洁保养方式

　　成人脸上的青春痘大部分是由于清洗过度造成的。皮脂有保护皮肤免受紫外线、干燥气候及其他有害物质伤害的重要功能。过度的清洁会导致皮脂流失，从而引起皮肤问题。

　　此外，使用的化妆品不适合自己的肌肤，造成皮脂的保护功能变弱或因疲劳、压力使新陈代谢变得不规律也会引起青春痘。

你知道吗？

洁面时水温多少度较合适？

　　如果毛孔出现堵塞，就容易长痤疮或小疙瘩，并且难以治疗。因此，保持面部清洁非常重要。用 40℃左右的热水洗脸，毛孔会自然张开，可以使堵塞毛孔的污物脱落。此外，头发有时也会对面部皮肤产生刺激，导致长痤疮、小疙瘩，因此要注意不要让头发贴在脸上。如果脸上长痤疮、小疙瘩，千万不要抠破它们，因为伤口一旦受到细菌感染，症状便会恶化，不利于改善。

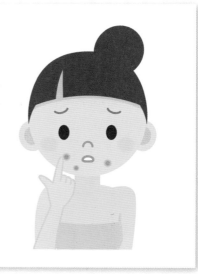

7 个小妙招和痘痘说拜拜

彻底洁面

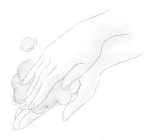

（1）用温水浸湿脸部，将洗面乳倒在手心，充分揉搓出泡沫。

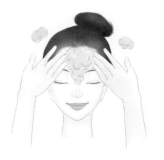

（2）将泡沫抹在脸上轻轻按摩，重点按摩易出油的 T 字区。

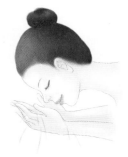

（3）用清水洗掉泡沫，注意额头发髻处和耳边也要清洗干净。

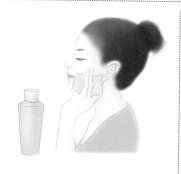

补充水分

洁面后使用化妆水为肌肤补充水分，抑制油脂分泌。

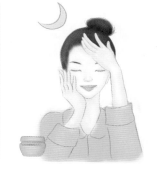

睡前保湿

每晚睡前洁面后，要记得涂抹保湿霜让肌肤补足水分。

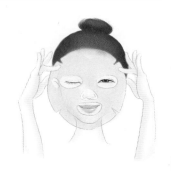

每周敷面膜

每周最好能敷两次面膜，让肌肤享受深层的营养呵护。

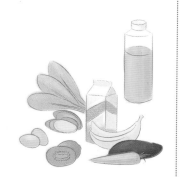

多吃蔬菜水果

多吃水果蔬菜，补充维生素，促进肌肤的新陈代谢。

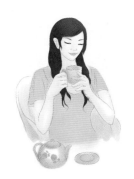

多喝花茶

花茶有助于清洁肠胃，排出体内的有毒物质，抑制痘痘生长。

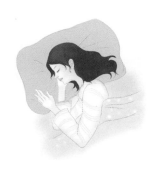

睡眠充足

充足的睡眠可以缓解压力，使内分泌趋于正常，抑制痘痘生长。

日常生活中的小困扰

151

压力是心理疾病的元凶

现代社会患抑郁症、自主神经功能失调症、适应障碍及过度换气等心理疾病的人越来越多，这类心理疾病的最大诱因就是压力❶。在每个人的生活中，压力始终存在，我们该如何应对呢？

压力的来源随处可见

压力的来源有很多：有来自环境的压力，如噪音、异味、气温、湿度等；也有来自日常生活的压力，如睡眠不足、疲倦、需求得不到满足、人际关系烦恼等，甚至就连结婚、分娩、职位升迁这样的喜事，也有可能成为一种压力。

在日常生活中，我们几乎无时无刻不在感受着压力。只要不超过一定的限度，压力可以促使我们成长，有限的压力是人类进步不可或缺的动力。但是，如果压力过大，超过了身心能够承受的极限，尤其是当一个人长期承受超负荷的压力时，身心就很难维持正常状态。

心灵受压，身体便会"打抱不平"

压力导致的心理疾病会表现出一些不良症状，例如，心情总是处于抑郁、低潮之中，不管做什么事情都觉得无聊，或者对任何事都提不起兴趣。有时候，心理疾病也会使身体上出现各种不适症状，例如心悸❷、胃痛、肚子"咕噜、咕噜"地响、没有食欲等。

在面对压力时，不妨做一做自己喜欢的运动、听一听自己喜欢的音乐，也可以通过芳香疗法，与宠物一同玩耍，偶尔泡一泡温泉或者外出旅行的方式，转换一下自己的心情，及时舒解压力。

你知道吗？

为什么女性比男性更易感受到压力？

女性在一生之中会面对许许多多的变化，除了工作、结婚，还需要面对怀孕、分娩、育儿、照顾父母及家庭等，女性需要面对的事情和承受的压力是远超出人们想象的。此外，很多女性还要面对社会地位不如男性的压力。因此，在现代社会中女性比男性更易感受到压力。

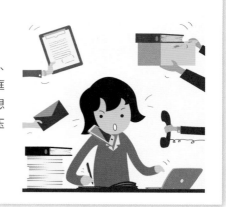

需要特别留意的压力症状

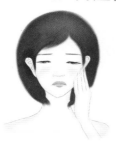
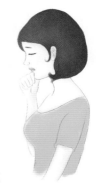

身体上的症状

- 早晨起床困难
- 晚上入睡困难
- 容易疲劳
- 疲劳难以缓解
- 总感觉头重、头痛
- 肩膀、颈部酸痛
- 有腹泻或便秘的情况
- 月经不调
- 皮肤粗糙
- 体重突然增加或下降

精神上的症状

- 常因一些小事感到焦躁不安
- 容易激动
- 莫名地感到不安
- 总觉得有些压抑
- 总是感觉心情无法平静，感到焦虑
- 没有自信
- 注意力难以集中
- 在与人交流时爱唠叨
- 感觉出门是件麻烦事

疏解压力，给心灵做一次 SPA

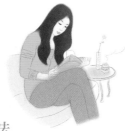

芳香疗法

点上香熏，泡杯咖啡，倚在沙发上看看书或杂志，让自己的心灵暂时休息一下。

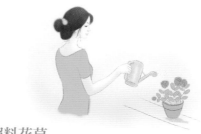

照料花草

在阳台养几盆自己喜欢的花草，每天给它们浇浇水，看着美丽的植物，也有助于放松心情。

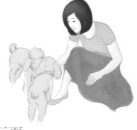

和宠物玩耍

和心爱的宠物到户外呼吸一下新鲜空气，在与宠物的玩耍中找到快乐，放松心情。

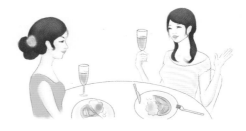

和朋友聚会聊天

朋友是心灵停靠的港湾，遇到不顺时，不妨多与朋友倾诉。

自主神经功能失调症

所谓自主神经功能失调症，是由于某些原因导致交感神经和副交感神经失去平衡，在必需的时候，它们不能发挥出正常的作用，或者它们在没有必要的时候产生作用，结果导致身体出现各种不适症状的病症。

精神不安、心悸、耳鸣、肩痛、视疲劳、口腔干燥、头痛、食欲不振、易疲劳等。

自主神经失去平衡，身心受创

一般来说，压力或生活不规律是导致自主神经功能失调的主要原因。因为压力和不规律的生活方式会扰乱身体正常的周期和节律。但是，导致这种疾病的原因并非是单一的，通常是由多种原因共同造成的。

自主神经功能失调的症状表现为头晕眼花、有倦怠感、耳鸣、焦躁、头痛等，既有身体方面的症状，也有精神方面的症状，具体出现的症状也因人而异。有的患者会同时出现多种症状，有的患者也会出现一种症状刚消除，另一种症状又发生的各种症状交替显现的情况。

自主神经失去平衡，身心受创

自主神经功能失调会引起身体不适，当身体出现不适时，最好去医院接受检查、治疗。如检查结果显示，不是单纯的身体上的问题，还有心理疾病，那么就必须对症治疗，如服用抗焦虑药物、抗抑郁剂药物，或者接受心理治疗。有时也可采取通过自我暗示来达到身心放松目的的自主训练法或音乐疗法，以及通过按摩、伸展肌肉等方法来进行治疗，效果也非常不错。

最重要的是，要好好休息，调整生活节奏，保证高质量的睡眠和营养均衡的饮食，且避免过量运动。此外，想办法缓解压力也很重要。

你知道吗？

简单的微笑就可以改善自主神经功能失调症，这是真的吗？

笑可以有效促进交感神经和副交感神经的交替作用，调节自主神经的平衡性，增强免疫力，因此，要维持健康可以从简单的微笑开始。只是简单的面部微笑也很有效，请站在镜子前试着微笑吧。

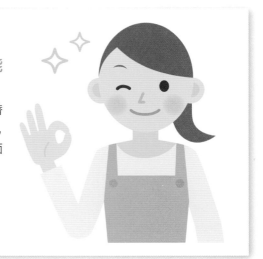

自主神经功能失调

自主神经

与自己的意志无关,起着调控动作、呼吸、血液循环、体温、消化、吸收、生殖等作用的神经。自主神经分为交感神经和副交感神经,正常情况下,这两种神经相互平衡、相互制约,交替起作用。

交感神经

一般在运动时和白天起作用,可以加速心搏频率,提高血压,加速呼吸,促进排汗,抑制消化、排泄。

副交感神经

一般在放松时和夜间起作用,可以降低心搏频率,降低血压,减慢呼吸,抑制排汗,促进消化、排泄。

引起自主神经功能失调的五大原因

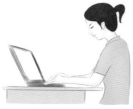

不规律的生活

深夜不睡、进食时间不规律、经常待在室内接受不到阳光的照射等原因,会使交感神经和副交感神经的交替无法正常进行。

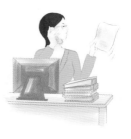

压力

处于有压力的环境中且压力得不到释放,交感神经的紧张状况便会长时间持续。

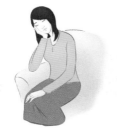

睡眠不足

当身体长时间得不到休息,疲劳无法消除时,副交感神经的功能就会退化。

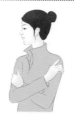

环境的变化

不仅是指工作和结婚这样大的变化,气温和季节等小的变化都有可能引起自主神经功能失调。

雌性激素周期的紊乱

自主神经和雌性激素相互作用,任何一方的平衡被打破,另一方都无法保持平衡。青春期、更年期、妊娠期和产后要特别注意。

失眠

失眠是以不能获得正常睡眠为主要表现的一种病症。但是，失眠也分很多种情况：有的是根本睡不着；有的是能睡着但无法熟睡，或者睡眠浅，会醒来多次；还有的是醒得过早且再也无法入睡。

主要症状

难以入睡，睡眠浅且容易醒，清晨醒来早且不再容易入睡。

压力和紧张是失眠的主要元凶

失眠最主要的原因是压力。如果遇到心烦和苦恼的事情，总是在心头萦绕不去，甚至晚上睡觉前也会想着，就会给自己造成沉重的心理负担，导致失眠。此时，如果拼命逼迫自己睡觉，也会给自己造成压力，大脑反而会更为活跃地工作，就更睡不着了。

白天经历了紧张刺激的事情，或者睡前看了较刺激的电影、图书，紧张情绪一直持续到睡前，如果始终无法放松下来，就会严重影响睡眠。

此外，患抑郁症的人通常也难以入睡；过量饮酒、服药剂量过大也会导致失眠；随着年龄增长，人的睡眠也会变得越来越浅，一旦半夜有了尿意，就会立刻醒过来。

努力改变，不可放纵失眠

要想解决失眠的困扰，首先要调整自己的生活习惯，白天最好能够适量运动，晚上临睡前做一做伸展操，稍微增加身体和心理的疲劳感，以利于睡眠。另外，要正确对待压力，并积极处理好产生压力的问题，避免压力给身心造成过重的负担。

经过这些努力后，如果仍然失眠，并且失眠的状况长期持续，为了避免给身心造成更严重的创伤，应尽快去医院的内科、精神科或心理咨询科进行检查和治疗，并按照医生的处方服药。

你知道吗？

失眠应该去哪科就诊？

如果患者只是出现抑郁倾向或内心感到不安等精神方面的症状，就应该前去医院的精神科接受检查。如果患者是由于压力而失眠，或者是由于无法消除疲劳而导致身体出现不适，就应该去医院的心理咨询科进行检查。如果身体出现了一些令你在意的不适症状，可以先去医院的普通门诊就诊，外科、内科、妇产科皆可，如果有进一步检查治疗的必要，普通门诊的医生会建议你到对应的专科科室接受检查。

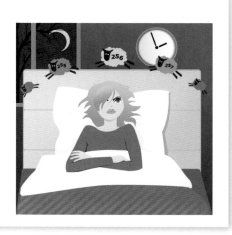

6 个小妙招还你舒适睡眠

白天多运动

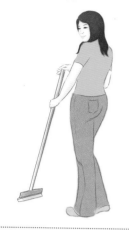

晚餐少食

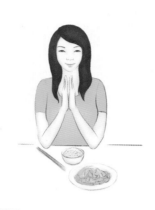

晚餐后喝一杯镇静心神的花茶

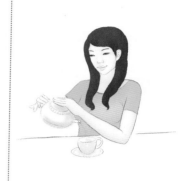

睡前泡热水澡

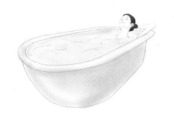

调暗房间的灯光，营造安眠环境

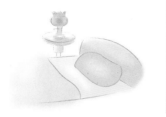

睡觉时盖的棉被不要太厚

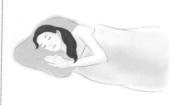

促进睡眠的 2 个小穴位

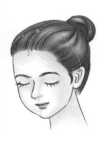

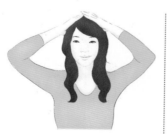

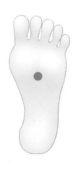

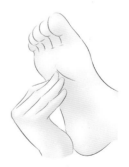

百会穴

　　百会穴位于头顶，两耳尖连线处，适用于因神经紧张不安导致的失眠。

涌泉穴

　　涌泉穴位于足中趾与脚跟连线前 1/3 之凹陷处，适用于因恐惧情绪而难以入睡的失眠。

摄食障碍

摄食障碍包括厌食症和过食症。由于害怕肥胖而无法吃东西，即为厌食症；因为吃太多而产生罪恶感，总会不自觉地呕吐出来，或者刻意服用泻剂，设法将吃下的食物排出，即为过食症。

主要症状

吃不进去食物，吃太多、强迫进食则会引起呕吐。

引发摄食障碍的三大元凶

经前期综合征——雌性激素在捣乱

月经来潮前，女性体内的激素平衡会发生很大的变化，会越来越烦躁，很多人会不自觉地通过多吃来发泄情绪。但是，月经来潮后，焦躁情绪得到了控制，食欲也会恢复正常。如果担心吃得太多导致体重增加，可以食用低热量的糖果、口香糖等来代替，通过精挑细选低热量食物来度过这个特殊的时期。

疲劳——累得什么都不想吃

有烦心事或身体过度疲劳时会变得没有食欲，这时要好好休息，保持身体健康、精力充沛。也有因肠胃出现问题而没有食欲的情况，慎重起见，此种情况下最好去医院内科进行咨询、诊察。

心理因素——吃多了就会变胖

很多女性因为害怕吃多了会变胖，所以过度限制饮食。也有很多女性因压力过大而暴饮暴食，虽然在某些时候通过暴饮暴食能使心情变得舒畅，但如果将此行为变成日常习惯，久而久之，就会变得无法控制食欲，造成肥胖等诸多不良后果。

你知道吗?

之前因为减肥患上厌食症，现在怎么又变成了过食症?

有些女性明明很瘦，却总认为自己很胖，仍然继续减肥，到最后吃不下任何东西；或者极端厌恶肥胖，逼迫自己尽量不吃东西。这两种情形最终都会演变成厌食症。之后为了治疗厌食症，又开始逼着自己大吃特吃，结果一吃完就想吐，于是又变成了过食症。如果患者不停地吃，反复地吐，甚至可能造成牙齿和肠胃的损伤。

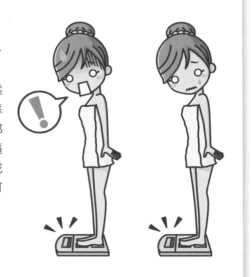

增进食欲的 3 个小妙招

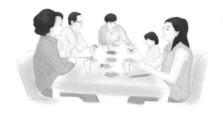

和家人热热闹闹地一起吃饭

一个人单独进餐称为"孤食"，这是每个人都想避免的，建议尽量与家人一起进餐。

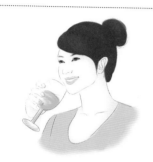

饭前饮用适量的开胃梅酒

没有食欲时，在进食前喝点梅酒可以有效促进血液循环，使血流顺畅，增进食欲，但要注意不要喝太多。

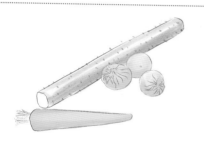

食用山药、胡萝卜、无花果等有助于强化肠胃功能的食物

山药、胡萝卜、无花果含有丰富的膳食纤维，有助于增强肠胃功能，并能促进新陈代谢，减少脂肪的囤积。

按按耳朵，轻松控制食欲

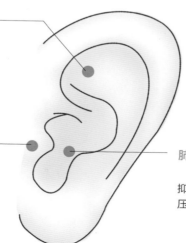

神门

神门位于耳朵上方内侧的中央，是可以防止饮食过量或消除空腹时烦躁感的穴位。可通过手指按压来刺激此穴位。

饥点

饥点位于耳孔前突出部位的中央靠下一点处，是可以抑制饥饿感和食欲的穴位。在进食前 15 ~ 30 分钟，用拇指和食指夹住突出部位上的饥点，边呼气边用力捏。

肺点

肺点位于耳孔附近，是可以抑制食欲的穴位。可通过手指按压刺激此穴位。

依赖症

　　所谓依赖症，就像不能不喝酒、不能不买东西一样，是必须从某种特定的行为或事物中获得刺激和快感的一种状态，主要包括对酒精等的物品依赖，对恋人等的关系依赖及对购物等的行为依赖。

　　对特定事物存在依赖，停止依赖会产生强烈不安。

过度依赖是病态的表现

　　无论是谁都有热衷于某件物品或某件事情的情况，如果自己能加以控制，我们可以称为习惯。但如果这种习惯渐渐失去控制，甚至对生活产生了一定的不良影响，那么就形成了过度依赖，即依赖症。

　　最开始，这种状况可能是为了释放压力、排遣抑郁的心情而进行的某种行为，慢慢地花在这种行为上面的时间和金钱越来越多，就会逐渐发展为依赖症。依赖症发作时通常会出现无法平静、焦虑等心理症状，甚至会出现手抖等身体症状。

克服依赖，做坚强独立的女人

　　患有依赖症的人通常容易产生这样的想法："这种程度应该没问题""只要停下来，随时都能回到原来的生活"。长此以往，事态就会逐渐发展到自己无法控制的地步。因此，如果发现自己有依赖症的倾向，应该尽早克服。但如果依赖症的症状较为明显，已经对生活及健康产生不良影响时，只靠自己的意志是无法治愈的，有必要接受医生的指导及药物的治疗，从而解决造成依赖症的根本原因。

　　此外，常出现由于依赖症患者的家人过度包容患者，反而加重患者依赖症的情况。因此，在治疗依赖症时，患者家人及周围人的科学支持是必不可少的。

你知道吗？

忘带手机就会心烦意乱，这是手机依赖症吗？

　　手机作为现代社会最重要的通信工具，越来越受到人们的喜欢，随着手机用户的不断增加，越来越多的人产生了"手机依赖症"。这种依赖症尤其易发在年轻女性白领身上，通常表现为忘带手机就心烦意乱、经常把别人的手机铃声当成自己的、总是下意识地掏出手机看等。手机依赖症多是由固定交际对象发生改变产生的，不妨多与朋友聊聊天，改变非必要也会使用手机的习惯。

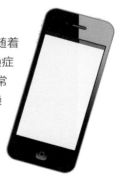

盘点依赖症的三大类型

物品依赖——酒精、药品、尼古丁、咖啡等

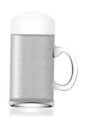

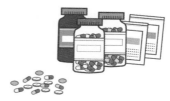

酒精依赖症

　　有些女性饮酒是为了缓解压力，但随着饮用频次的增加，会逐渐变得无法控制饮酒行为，饮酒量也随之增加。女性代谢酒精的能力低，即使摄入少量酒精，在较短的时间内也容易发展成依赖症，要想治愈酒精依赖症必须戒酒。

药品依赖症

　　无法停止通过使用药物来获取快感的依赖症。滥用药物对身体和心理都会造成很大的伤害，会使人出现幻觉或发生全身性抽搐。此外，一定要谨记，无论在何种情况下，都不能接触毒品。

行为依赖——购物、赌博、工作、上网等

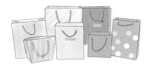

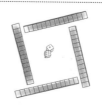

购物依赖症

　　过度依靠购物来缓解压力，并逐渐演变为无法停止的行为，有时会因过度自责发展为抑郁症。患上购物依赖症后，很容易信用卡超支，所以尽量不要带卡和太多现金出门，且发现自己有购物依赖症的倾向后，要尽早与朋友或家人交流。

赌博依赖症

　　无法忘记赌博胜利时的心情，即使输了也会为了翻盘而倾注大量金钱；明知道赌博的行为不对，但仍无法停止，经济拮据也会借钱赌博，以上行为都是赌博依赖症的表现。如发现自己有上述行为，最重要的是及时与朋友或家人交流，在他人的监督下戒掉依赖行为。

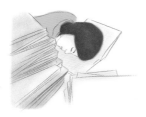

工作依赖症

　　不工作就无法安心，没有工作计划就会感到焦躁。因为不休息造成疲劳堆积而对身体产生损伤，对工作之外的事没兴趣，与家人关系也变得疏远，上述行为都是工作依赖症的表现。在休息日也无法平静的人应多加注意。

关系依赖——恋爱、亲子、夫妻、宠物等

恋爱依赖症

　　多发于女性群体的依赖症，主要表现为没有恋人就会变得不安。小时候缺失父母的关爱是造成成年后患上恋爱依赖症的主要原因。对建立对等的恋爱关系感到困难的人，要尽早去心理科咨询医生。

恐慌症

在没有征兆的情况下，患者突然剧烈心悸，或者被强烈的不安与恐惧侵袭，甚至喘不过气、手脚颤抖，这种疾病就是恐慌症。其症状会反复出现，患者本人非常痛苦，但往往去医院又检查不出任何异常。

主要症状

心悸不安、想吐、手脚颤抖、头晕、出虚汗。

突然袭来的恐慌感

恐慌症发作时，患者有时会失去意识，但呼叫救护车送至医院后，患者的症状又突然消失，检查时也不会发现任何异常，这就是恐慌症的特征。一些人由于这些症状多次发生而过度担心自己的健康，到处求医问诊，并会在这个过程中产生"如果下次出现了这种情况，我是不是就要死了"的臆想，进而导致不安感更加强烈，甚至连交通工具也不敢乘坐，尤其容易对地铁、高铁等中途无法下来的交通工具产生逃避倾向。

双管齐下消除恐慌——药物疗法 & 认知行为疗法

通过服用药物可以有效控制恐慌症的发作。如发现自己患有恐慌症，应及时去医院进行专业的心理治疗，并谨遵医嘱服用抗抑郁药物。

同时，根据认知行为疗法，恐慌症患者要敢于去那些自己会感到恐惧的场所，借此逐渐适应，从而改善症状。如果是不敢迈出家门的患者，要在亲人或朋友等可以信赖的人的陪同下，一步步地向外靠近，并逐渐尝试去更远的地方。

由于恐慌症多是由睡眠不足、过劳、压力过大、过敏、咖啡因的过量摄入等原因引起的，所以，也可以通过养成健康的生活习惯来改善症状。

你知道吗？

什么是"广场恐惧症"？

当恐慌症发作之后，担心随时发病，而不敢独自到广阔的空间，对混乱的人群及公交车、地铁等公共交通工具产生强烈的不安和恐惧感，这种情况就叫作"广场恐惧症"。如果症状持续恶化，甚至严重到影响日常生活，建议及早就医。

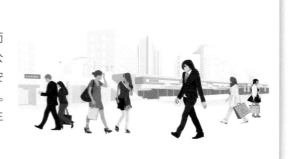

恐慌症的发展过程演示

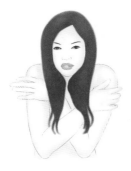

（1）最近总有头晕、惶恐不安、身体发抖等不适感。

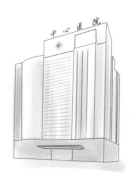

（2）在一段时间内症状反反复复，来来回回跑了很多家医院。

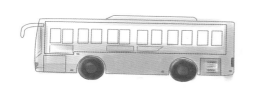

（3）不知道病症是不是还会反复，开始变得疑神疑鬼，有时甚至担心自己将会这么死去，以至于连公交车都不敢坐了……

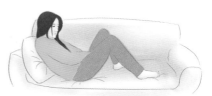

（4）整天把自己关在家里，不爱出门。

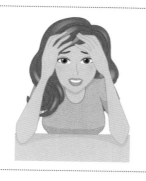

（5）精神非常低落，身体乏力，最终患上了抑郁症。

恐慌症的自行诊断

对照下列症状进行一下自行诊断，如果你有超过 4 项的症状，并且这些症状在 10 分钟内达到最高峰，那么就可以被诊断为恐慌症。

□ 心悸
□ 想吐
□ 出汗严重
□ 喘不过气
□ 胸口疼痛

□ 感觉快要窒息了
□ 手脚或身体出现颤抖现象
□ 头晕，感觉随时会倒下
□ 手脚或身体出现发麻的感觉
□ 感觉自己不像是自己了

□ 担心自己会疯掉
□ 身体变得冰冷或火热
□ 感觉自己快要死了

创伤后应激障碍

创伤后应激障碍（PTSD）指个体经历、目睹、遭遇一个或多个涉及自身或他人的实际死亡，或者受到死亡的威胁，或者遭受严重的创伤，或者躯体完整性受到威胁后，所导致的个体延迟出现和持续存在的精神障碍。患者通常会在意外事故发生数周或几个月后才开始发病。创伤后应激障碍女性的发病率高于男性。

主要症状

情绪麻木、曾经可怕的经历浮现脑海、逃避问题、失眠。

反复重现的可怕记忆

创伤后应激障碍最明显的症状表现为：患者会突然失去任何情绪、做噩梦、陷入紧张状态、哪怕轻微的声音或摇晃都会让其产生反应。有时，患者还会因故陷入恐慌之中。不过，并非所有人遇到意外变故时都会患创伤后应激障碍。一般来说，神经敏感的成人、小孩和老人，更容易患创伤后应激障碍。

创伤后应激障碍的五大阶段

第一阶段：事后当事人处于迷惘、呆滞的状态，表情麻木，此时非常需要家人、朋友的关怀与陪伴。

第二阶段：当事人从迷惘中惊醒，对事故无比震惊、恐慌，表现为手足无措、情绪失控。此时需要与家人、朋友沟通，并向他们倾诉。

第三阶段：当事人在震惊后开始产生怨天尤人或过度自责的情绪。此时需要在家人、朋友的帮助下宣泄和释放情绪，并让当事人知道大家是关心他的。

第四阶段：当事人感觉到自己无法一人工作和生活，主动或在家人鼓励下开始寻求改善自身状况的办法，这时需要家人、朋友帮助当事人寻求治疗方案。

第五阶段：当事人愿意接受长期的复健治疗，此时，家人、朋友应全力协助。

轻松解决

家人应劝诫当事人尽快接受治疗

一般来说，患创伤后应激障碍后，并不会马上出现症状，也不会持续出现症状。所以，一旦发现身边有人出现了类似的情况，应当竭力劝其去医院进行检查。创伤后应激障碍患者可以通过药物或接受心理辅导来减轻症状。

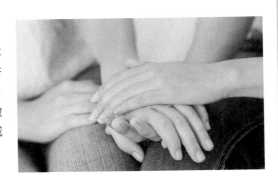

过度换气

　　过度紧张、不安、兴奋、压力等情况，都会使人的呼吸加快。当呼吸加快后，血液中的二氧化碳大量减少，人就会喘不过气，或者出现痉挛症状，甚至手和嘴也会发麻，这种症状就称为"过度换气"。

主要症状

　　过度呼吸、喘不过气、痉挛、头晕、心悸、手和嘴发麻。

过度换气的高发人群

（1）20 ~ 30 岁容易紧张的年轻女性。
（2）追求完美的人。
（3）因人际关系复杂需要交际应酬的人。
（4）生活、工作上突然发生变动的人。
（5）处理事情易情绪化的人。
（6）患有恐慌症的人。

改善过度换气，预防是关键

（1）避免熬夜，注意作息规律。
（2）避免饮用咖啡、茶等刺激性饮料。

（3）进行瑜伽等放松肌肉的运动。
（4）进行冥想、静坐等，放松紧张的情绪。
（5）接受心理指导。
（6）找到压力和紧张的来源，并努力克服。

如何有效处理过度换气

　　如果出现过度换气的症状，症状缓解后应去医院检查，确认身体是否隐藏了某种器质性疾病。如果只是单纯由紧张和压力引起的过度换气，则需要在日常生活中做好预防。一旦出现过度换气的症状，千万不要因为喘不过气而吸氧气，那样只会加重症状，首先应平躺下来，深呼吸以放松，一般来说，5 ~ 10 分钟就可以缓解。必要时可以采取"用袋子罩住口鼻"的方法进行缓解。如果症状反复发作，应及时到心理科、精神科就医。

轻松解决

用袋子罩住口鼻即可有效缓解过度换气症状

　　有过度换气症状的患者平时最好随身携带干净的塑料袋。症状发作时千万不要慌张，一定要保持镇静，此时最好坐在椅子上，赶紧拿出塑料袋，用袋子罩住口鼻，把吐出来的气再慢慢吸进体内。因为出现过度换气症状时，患者血液中的二氧化碳大量减少，会导致碱中毒，用袋子罩住口鼻，会让患者将呼出的二氧化碳吸回肺里，提高血液中二氧化碳的浓度，也就缓解了过度换气症状。

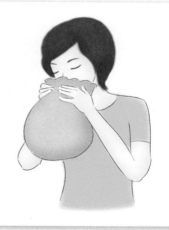

肠易激综合征

患者长期腹泻或便秘，或者腹泻和便秘交替出现，这种病症便被称为"肠易激综合征"。一般来说，当过大的压力造成自主神经功能失调后，就会引发这种疾病。缓解压力是改善本病的关键。

反复严重腹泻、反复严重便秘、腹胀。

反反复复折磨人的便秘与腹泻

肠易激综合征主要分为两种，即神经性反复腹泻型和痉挛性便秘型。此外，还有便秘、腹泻交替进行的类型。

患有肠易激综合征，除了便秘和腹泻，还会伴随腹胀、胸闷、出现黏液便等消化系统表现和头痛、疲劳、心跳加快、盗汗等全身症状。过于认真或神经质等自主神经平衡差的人更容易患上肠易激综合征。

压力是肠易激综合征的幕后黑手

压力过大会导致自主神经功能失调，通常都会转变成肠易激综合征。在会议中或工作中强忍着不去厕所，会加剧紧张，从而引发肠易激综合征中的痉挛性便秘。这种情况下，肠道会收缩，排出很硬的粪便。

肠易激综合征患者即使去医院检查大肠也不会发现任何异常。虽然患者本人感到非常痛苦，但因难以确诊为具体的身体疾病，较难得到适当的治疗。肠易激综合征属于心理性疾病，所以单纯使用药物无法除根，最主要的还是要通过平衡自主神经等心理疗法来加强对压力的承受力。必要时，可在遵循医嘱的情况下，服用精神安定剂和整肠药。

轻松解决

告别肠易激综合征的两大法宝——
运动 & 饮食

有规律的生活、营养均衡的饮食、适量的运动、充足的睡眠，能大大降低患肠易激综合征的概率。此外，要尽量避免压力过大。在腹泻较严重时，多摄入容易消化的蛋白质食物，如蛋类和豆腐；如果持续便秘，多摄入富含膳食纤维的食物，如海藻、香菇等。如果症状特别严重，就需要按照医生的处方服用整肠药或止泻剂。

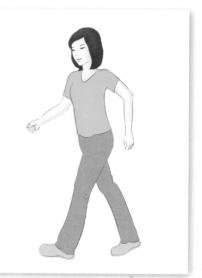

过分焦虑

日常生活中，难免会遇到事情无法按照自己意愿进行的情况，由此产生的焦虑感只要转换心情便会消除。但如果焦虑长时间得不到缓解，导致日常生活受到影响，则应及早警惕，以免转化为抑郁症等心理疾病。

主要症状

无法集中精神、不安、食欲不振。

焦虑的三大元凶

压力——自主神经功能紊乱

你是不是因为工作、家庭等感到劳累过度呢？当身体感到疲惫时，心理也会疲劳。焦躁感越来越强烈，很有可能是压力过大的表现。

不要总是抱怨太忙了，没有时间。当自己感到焦躁不安时，应有意识地抽出一些时间来放松。如果能够拥有自我放松的时间，就可以缓解压力，焦躁感也可以减轻。

经前期综合征——雌性激素分泌量激增

很多女性在月经前会感到异常烦躁。这种烦躁是经前期综合征（PMS）的表现之一，这是由排卵后黄体素的分泌量急速增加引起的。

当这种焦躁感非常强烈时，应去医院妇科进行检查。服用调节激素分泌量的低剂量避孕药可以改善症状。此外，"抑肝散""当归芍药散""加味逍遥散"等中药也有此功效。

更年期——雌性激素骤减

处在更年期的女性，也会出现焦躁的症状。这是由于更年期女性的卵巢功能下降，雌性激素的分泌量减少，容易导致精神上的不安。

这种情况下应去医院妇科就诊，遵循医嘱，根据症状的具体表现来补充缺乏的激素。

轻松解决

缓解焦虑的秘密武器——柑橘系精油

为了使焦躁的情绪安定下来，可以试着通过香味来使自己放松。嗅觉神经连接着脑神经，因此，香味可以有效地缓解精神疲劳。不同的香味有不同的功效，感到精神疲劳时，最好选择自己喜欢的香味。如果是治疗焦躁，推荐甜橙、香橙、柠檬等柑橘类的香味，在此之前也可以先尝试一下自己喜欢的味道。

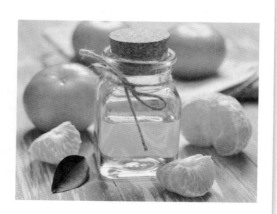

经前期综合征

一些女性在月经前几天，身心都有明显的不适症状。如果症状不严重，则属于正常。但如果这些症状影响到日常生活，就称为"经前期综合征"。所谓经前期综合征，就是指由于身体无法适应随月经周期变化的雌性激素的分泌状态，而引起的一种症状。

主要症状

乳房胀痛、脸部和手脚水肿、易疲倦、焦虑烦躁、头痛、易怒。

黄体素分泌量剧烈变化的结果

女性体内的黄体素会在月经来潮前的 2 周突然开始大量分泌，然后在月经来潮的 1~2 天内又突然急剧减少，在这期间，由于身体难以适应突然性的激素分泌变化，所以身心各方面都容易感到不适。黄体素之所以被视为引起经前期综合征的主要原因之一，是因为它具有提高体温和储存水分的功能。但实际上，这一点尚未得到医学界的明确证实。

治疗前请重新审视生活习惯

一般来说，越神经质的人越容易出现经前期综合征。当身心过度疲劳，或者承受过大压力时，就有可能加重经前期综合征的症状。

当患者发现自己内心不安或者感到焦虑时，不妨多泡一泡热水澡，或者进行芳香疗法，尝试放松自己，并充分休息，保证足够的睡眠，这样才能有效改善症状。适量运动也有助于放松身心，从而达到缓解压力的目的。做一做伸展操，或者散步，甚至是轻微的体能运动，都有助于缓解经前期综合征的症状。如果经过上述努力仍然无法改善症状，或者症状比较严重，那么最好去医院进行检查。有时医生可能会根据症状开处方，让患者按量服用避孕药、抗抑郁剂或利尿剂等，建议按医嘱进行药物治疗。

你明白吗？

经前无法集中精神工作也属于经前期综合征吗？

无法集中精神工作也是经前期综合征的一种表现。月经前出现的不适感通常会通过身体和精神两方面表现出来，在身体上通常会表现出小腹紧张疼痛、脸部和手脚水肿、头痛、眩晕、乳房胀痛、失眠、皮肤粗糙、长痘痘等症状，在精神方面通常会表现出焦虑、易怒、焦躁不安、爱哭、无法集中精神等症状。有的女性还会出现与人争吵、对家人和朋友态度恶劣、责骂孩子，甚至毁坏东西等行为。

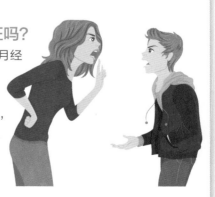

4 个缓解经前期综合征的小妙招

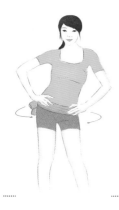

扭腰运动

在腰骨突出的部位缠上长筒袜或橡胶皮带。两脚分开，与肩同宽，双手叉腰，像画圆弧一样扭动腰部，左右各扭动 20 次。

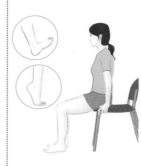

伸屈脚腕

坐在椅子上，脚跟不离地，脚尖缓缓立起，将脚腕弯曲呈 90°，数到 5 之后再缓缓返回原位，接下来立起脚跟，脚腕和脚面用力伸直数到 5，两个动作各重复 5 次。

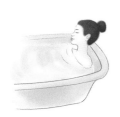

泡澡

泡澡可以有效缓解焦虑，夏天泡澡水温控制在 37℃ ~38℃ 较合适，冬天泡澡则要控制在 40℃ ~41℃，还可以在水中加入能放松神经的薰衣草精油。

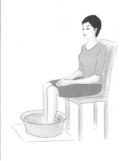

泡脚

每晚临睡前泡脚 10 分钟可以有效促进身体的血液循环，缓解肌肉的紧张和僵硬。

动动手指，轻松摆脱经前期综合征

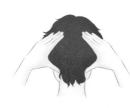

风池穴

风池穴位于耳后突起骨与脑后突起肌肉之间的发际附近，双手抱头，用拇指按压此穴。

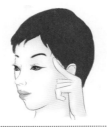

太阳穴

太阳穴位于目外眦与眉梢延长线连接处的凹陷处，用食指旋转按揉此穴。

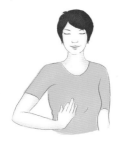

膻中穴

膻中穴位于左右两乳头连线的中点处，用中指旋转按揉此穴。

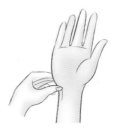

神门穴

神门穴位于手心小指一侧，腕横纹末端的微凹陷处，用拇指按压此穴。

痛经

月经来潮时，除了常见的腹痛和腰痛等症状，可能还会伴有头痛、头晕、想吐、腹泻、便秘等症状，有的人甚至会出现发热或全身无力的症状。如果这些症状严重到影响正常生活，则称为"痛经"。

主要症状

小腹剧烈疼痛、腰痛、头痛、恶心、呕吐、失眠。

痛经类型——机能性痛经 & 器质性痛经

机能性痛经指身体没有特别的异常，由体质等因素引起的痛经，大部分痛经属于此类型。前列腺素（使子宫收缩的生理活性物质）分泌量的增多是引起痛经的原因之一。年轻女性的子宫、卵巢尚不成熟，子宫颈管细长狭窄等也是导致痛经的原因。除此之外，寒证引起的血液循环不畅，以及压力较大等精神方面的原因也会加重痛经症状。

器质性痛经指由子宫内膜异位症、子宫肌瘤等疾病引起的痛经。痛经的疼痛感突然加剧或逐渐加剧，或者不得不服用 3 ～ 4 天的止痛药，就有可能是器质性痛经。

对症治疗，摆脱痛经

为了缓解疼痛，可以吃一些止痛药。有人担心每次来月经都吃止痛药会产生药物依赖性，其实如果只在痛经期间吃是没有问题的。在疼痛还不剧烈时吃药效果较好，可以选用一些中药及低剂量避孕药。

此外，通过用怀炉等温暖腰部周围，用热水洗脚或进行伸展运动等来促进血液循环，也可有效抑制痛经症状。因为不规律的生活习惯会破坏女性体内雌性激素的平衡，所以养成正确、有规律的生活习惯非常重要。而对于器质性痛经，最重要的是治疗诱发痛经的疾病。

你明白吗？

月经期间可以去做妇检吗？

月经期一般不宜做妇科检查。月经期，女性的盆腔脏器处于充血状态，做妇科检查会带来不适感，甚至可能出现因疼痛感而拒绝检查的情况，从而影响检查结果。此外，月经期，经血会从阴道流出，进行妇科检查时可能会使阴道血逆行至输卵管，甚至到达盆腹腔，这会增加患子宫内膜异位症的风险。

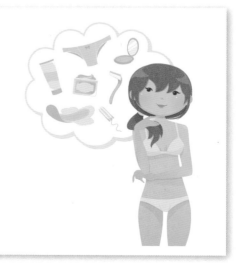

10 分钟简易体操帮你减轻痛经

这套简易体操可以有效清除骨盆内的瘀血。在入浴后身体变暖和时进行效果更佳，注意在活动时呼气，返回时吸气。

腰部伸展运动——双腿交叉，扭腰

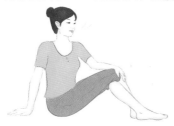

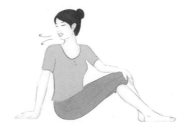

（1）双腿交叉坐下，将与位于上方的腿相反一侧的手搭在膝盖上，用鼻子吸气。

（2）一边用嘴缓缓地呼气，一边将上身扭向上方腿的同侧，呼吸的同时保持 20 秒，然后一边吸气，一边返回第一个动作。

股关节的伸展——将以下两个动作交替进行 3 次

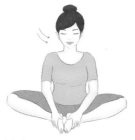

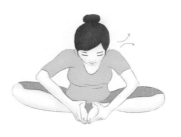

（1）端坐在地板上，膝盖向两侧打开，脚心相对，用鼻子吸气。

（2）用嘴缓缓地呼气，背部不要弯曲，上身向前倾，保持 10 秒，然后一边吸气，一边返回第一个动作。

刺激下肢穴位，有效缓解痛经

对于痛经，对有缓解生殖器官疼痛功效的中封穴施灸效果显著。对三阴交、血海二穴施灸，不仅对痛经有效，而且对月经不调也有调理效果。尤其三阴交穴是对全部妇科疾病都有较好效果的穴位。

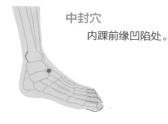

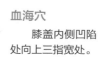

中封穴
内踝前缘凹陷处。

三阴交穴
内踝正上四指宽处，胫骨后缘。

血海穴
膝盖内侧凹陷处向上三指宽处。

月经不调

　　正常的月经周期是 28 ~ 35 天，但具体情况因人而异。有时，月经周期也会随着身体状况或环境的变化而变化。月经不调表现为月经周期或出血量的异常，可伴月经前、经期时的腹痛及全身症状。病因可能是器质性病变或功能失常。

主要症状

　　月经周期过长或过短、月经期过长或过短、月经量过多或过少。

月经出现大紊乱

　　除了月经周期过长或过短，月经本身的异常状况也可称为"月经不调"。例如，原本每月都会来 1 次的月经，突然连续 3 个月没有来，这种情况既有可能是由压力或减肥引起的，也有可能是由疾病引起的。

　　另外，如果女性在 18 岁以后初潮还没有来，或者还不到 43 岁就绝经，或者超过 58 岁仍然有月经，这些情况都属于月经异常。初潮迟迟不来，有可能是由卵巢发育不全导致的。

找出原因，对症下药

　　月经周期异常有两种情况，一种是排卵异常，一种是无排卵。一般来说，只要排卵处于正常状态，身体也没有贫血等症状，月经基本上就会定期来访，即使月经周期异常，也不存在什么问题。但是，如果在测量了基础体温后，发现没有排卵，那么就算月经周期稳定，仍然可能造成不孕。此时，就有必要采用激素疗法或中药疗法进行治疗。

　　除了上述情形，身体内部潜藏的某些疾病也可能导致月经不调。为了保险起见，每个女性朋友都应该坚持测量并记录基础体温。如果出现异常症状，一定要尽快去医院的妇科进行检查。

你明白吗？

月经不调会不会导致不孕？

　　只要身体正常排卵，月经周期过长或过短，甚至完全无法预测月经时间，也一样有怀孕的机会。可以通过测量和记录基础体温，确认身体是否有高温期。如果发现身体没有高温期，或者月经周期过短，身体的高温期也随之变短，就容易出现不孕的问题。不过，这也要视情况而定，如有必要，应该及时去医院诊治。

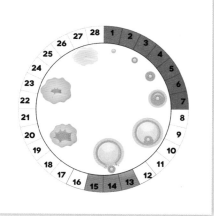

引发月经不调的六大原因

承受过多的压力

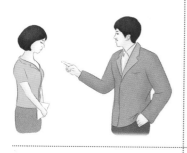

过度减肥

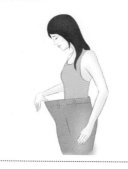

过度进行激烈运动

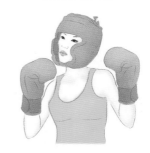

子宫方面的病变

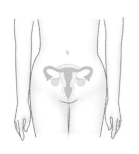

长时间睡眠不足

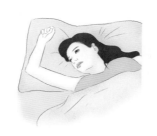

内科方面的病变

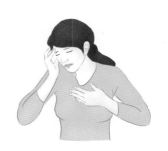

出现下列症状一定要及早检查

24天之内开始了下一次月经

　　频繁的月经有不排卵的可能性。有时也会把不正常的出血误认为月经。

1次月经持续8天以上

　　出血量持续较多时，可能是由子宫内膜异位症等疾病引起的。

出血量很少且1～3天结束

　　可能没有排卵。

3个月以上没有月经

　　称为"连续性无月经"，放任不管可能会导致不孕。

18岁之后仍没有初潮

　　过了18岁还没有初潮称为"原发性无月经"。如果过了18岁还没有月经，要尽早去医院妇科进行咨询、检查。

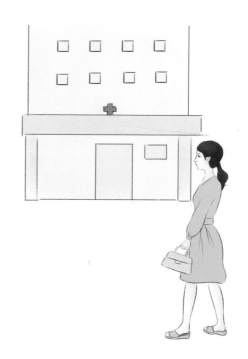

乳腺纤维瘤

乳腺纤维瘤是较常见的乳房良性肿瘤，多发于乳腺小叶内纤维组织和腺上皮，患者多为处于雌性激素分泌旺盛的 18 ～ 25 岁的女性。其主要症状是长有无痛性乳房肿块。

主要症状

乳房内有肿块、无疼痛感、乳头无分泌物。

好发于年轻女性的良性肿瘤

乳腺纤维瘤主要是由于乳腺和乳房纤维组织增生，从而出现肿块。一般认为，这种疾病是由身体内雌性激素分泌过剩引起的。但其实际的发病原因，医学界至今尚不明确。

乳腺纤维瘤的主要症状是乳房出现肿块，患者既不会感到疼痛，乳头也不会出现任何分泌物。肿块大小不一，有的像大豆一样，有的像鸡蛋一样，但大多数肿块都是 1 ～ 3 厘米的球形或蛋形。有的肿块凹凸不平，还有的肿块会突然变大。

触摸乳房时，会发现这类肿块其实很有弹性，并且能清楚地感觉出它们的形状，而且这类肿块不会固定在一个位置。大多数病例中，患者都只有一个肿块，偶尔才会出现同时有好几个肿块，或者两侧乳房都有肿块的患者。

定期检查，及早发现

一般来说，只要通过触诊、乳房 X 线或超声检查，就能对病情进行诊断，因此女性 18 岁后要养成定期到医院进行乳房检查的习惯。每个月进行的乳房自我检查（P53），通常就能发现这类肿块，一旦发现肿块，即使没有疼痛感，也最好及早去医院进行检查。

你明白吗？

乳腺纤维瘤一定要手术切除吗？

如果确诊肿块属于良性，并且肿块不大，那么就不需要特别治疗，只需要定期到医院检查，对病情进行持续追踪即可；如果肿块变大，可以通过手术将肿块取出。手术时，只需要进行局部麻醉，就可以在 10 ～ 20 分钟内取出肿块，简单安全，患者不需要住院，手术时需要切开的刀口也很小，不会影响乳房的形状。

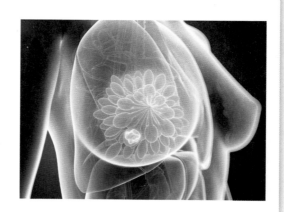

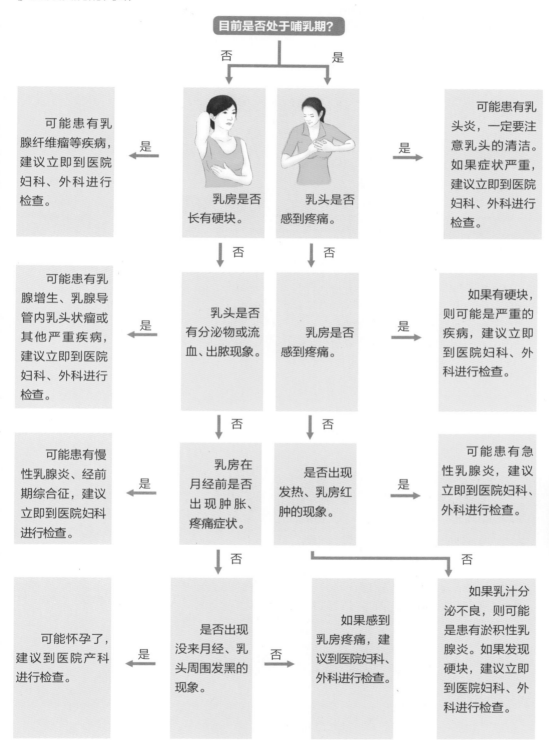

目前是否处于哺乳期？

否   是

可能患有乳腺纤维瘤等疾病，建议立即到医院妇科、外科进行检查。

← 是

乳房是否长有硬块。

乳头是否感到疼痛。

是 →

可能患有乳头炎，一定要注意乳头的清洁。如果症状严重，建议立即到医院妇科、外科进行检查。

否   否

可能患有乳腺增生、乳腺导管内乳头状瘤或其他严重疾病，建议立即到医院妇科、外科进行检查。

← 是

乳头是否有分泌物或流血、出脓现象。

乳房是否感到疼痛。

是 →

如果有硬块，则可能是严重的疾病，建议立即到医院妇科、外科进行检查。

否   否

可能患有慢性乳腺炎、经前期综合征，建议立即到医院妇科进行检查。

← 是

乳房在月经前是否出现肿胀、疼痛症状。

是否出现发热、乳房红肿的现象。

是 →

可能患有急性乳腺炎，建议立即到医院妇科、外科进行检查。

否   否

可能怀孕了，建议到医院产科进行检查。

← 是

是否出现没来月经、乳头周围发黑的现象。

否 →

如果感到乳房疼痛，建议到医院妇科、外科进行检查。

如果乳汁分泌不良，则可能是患有淤积性乳腺炎。如果发现硬块，建议立即到医院妇科、外科进行检查。

常见的妇科疾病

175

乳腺增生

乳腺增生是乳房疾病中最常见的一种疾病，多发于 30 ～ 40 岁的女性，主要症状是在月经来潮之前，乳房会有肿胀感和疼痛感，乳腺上也会出现能用手摸到的肿块。乳腺增生主要是由体内的雌性激素分泌失调引起的。

主要症状

乳房中有肿块、乳房感到疼痛。

乳房中出现了令人担忧的肿块

乳房上出现的用手摸起来像肿块一样的东西，其实是乳腺的一部分变硬了，并不是真的长出了一个肿块。肿块的大小各不相同，可在单侧或双侧出现若干个，用手指触摸时，肿块与周围没有明显的界线，但会发现有弹性的硬块。有时，乳头会出现分泌物，有时会形成脓包。

乳腺增生是由雌性激素分泌过剩引起的。因此，在雌性激素分泌旺盛的月经前，肿块会变大，随着月经的到来逐渐变小。一般来说，这种肿块并不会恶化成乳腺癌，但如果在洗完澡后发现乳房上有肿块，患者也特别在意，最好去医院检查一下。

及早检查，及早确诊

在乳房周围发现肿块时，很多人会因担心是乳腺癌而感到惶恐不安，但多数情况下是乳腺增生。乳腺增生中的肿块是良性的，通常无须接受特殊治疗，也没有必要过于担心。但是，偶尔会有乳腺增生和乳腺癌同时发生的情况，还应多加注意。

一旦发现乳房肿块，只根据肿块的软硬程度是无法准确判断其为良性还是恶性的。要确认是乳腺增生还是乳腺癌，必须利用乳房专用 X 线摄像和超声等仪器进行检查。触摸发现乳房肿块时，要尽早去医院进行检查，以得到明确的诊断。

对症防治

让乳房肿块无处遁形的超声检查

通过超声检查不仅可以发现极小的肿块，还可以检查出肿块的性质及内部形态。通过了解肿块的形态、边界，可以为肿瘤的良、恶性鉴别提供比较可靠的依据。在此判断的基础上，医生会边观察图像，边通过穿刺来进行细胞学检查或活体组织检查，以得出明确的诊断。

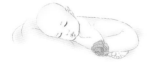

怀孕也可以进行超声检查。

医用显微镜用于细胞学检查、活体组织检查。

乳腺超声检查一般适用于 20 ～ 40 岁的女性。

乳腺炎

乳腺炎是一种由乳腺发生炎症而引起的疾病，主要包括淤积性乳腺炎和化脓性乳腺炎两种。一般来说，女性在分娩后及哺乳期比较容易患乳腺炎。乳腺炎的主要症状是乳房肿胀并伴有剧痛。

主要症状

乳房肿胀、乳房红肿、乳房剧痛。

乳汁内积引发的淤积性乳腺炎

淤积性乳腺炎主要是由乳汁囤积在乳房内造成的，通常在初次分娩后的1～2周及断乳期容易患此病，一般症状为一侧的乳汁流出情况变差，乳房坚硬、肿胀，同时伴有疼痛感。

初次生产时，乳管不成熟，没有充分打开，妈妈不习惯哺乳、婴儿无法充分吸取乳汁等是引起乳汁内积的原因。因此，孕妈妈从妊娠中期开始，就要对乳房和乳头进行按摩，以使乳管打开，同时积极地授乳也可以预防乳汁内积。

乳头受伤恶化的化脓性乳腺炎

化脓性乳腺炎通常是淤积性乳腺炎持续引发出来的一种疾病，主要是由于婴儿咬伤或其他原因造成乳头受伤，金黄色葡萄球菌等细菌会从伤口处侵入，从而引起炎症，在生育后的2～6周容易患此病症。

受到感染的乳房会有肿胀感和剧烈的疼痛感，比淤积性乳腺炎更加严重，会导致腋下淋巴结（腋下的凹处）肿胀疼痛，有时还会出现高热至38℃以上，或乳汁夹杂着血和脓的情况。如果感染长期持续，会导致乳房内脓液堆积而引起脓肿。

对症防治

无论如何都要将乳汁挤出来

治疗淤积性乳腺炎，必须先用手或器具将积聚在乳房中的乳汁挤出来，或者让婴儿吸吮出来，以此保持乳管的畅通。

治疗化脓性乳腺炎，如果还处于初期，只需要将乳汁挤出来即可。如果已经化脓，就必须服用抗生素。如果已经恶化，则可能需要手术切开进行治疗。无论何种情况，患者都必须保持乳头的清洁，这才是最好的预防措施。

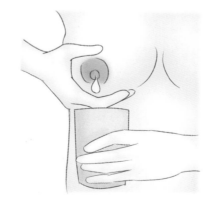

手呈 C 形放在乳房上，拇指和食指轻轻用力向乳头方向挤压。

乳晕炎、乳头炎

在乳头和乳晕内有许多皮脂腺，它们负责分泌皮脂以保护乳头和乳晕。如果皮脂的分泌量减少，就可能会引发炎症，甚至会使乳头和乳晕因受到细菌感染而化脓。如果因为炎症造成湿疹或溃烂，就称为"乳头炎"或"乳晕炎"。

主要症状

乳晕或乳头发炎、乳晕或乳头长湿疹、乳晕或乳头发痒。

炎症产生的四大原因

乳晕炎和乳头炎主要是由金黄色葡萄球菌感染引起的，通常由哺乳期的4个原因导致：

（1）婴儿的口腔内受细菌感染，哺乳时细菌污染了妈妈的乳头和乳晕，引发炎症。

（2）妈妈的乳汁过多，溢出乳头，长期浸湿导致乳头糜烂或长湿疹，使乳头发炎。

（3）乳头内陷或过小，哺乳时婴儿用力吸吮会造成乳头的破损，引发炎症。

（4）妊娠期间，乳晕腺明显增大，皮脂迅速分泌，导致乳晕腺开口发生堵塞，加上乳晕处皮肤较薄，容易破损，继而引发炎症。

保持清洁，涂药治疗

如果患者的乳晕或乳头出现湿疹或溃烂症状，自然会感到痒得难受，但是千万不能因此搔痒乱抓，甚至自行消毒，否则容易让症状恶化，一定要多加留意。

首先要保持患部的清洁，如果受到细菌感染，就要涂上含有抗生素的药膏，如果没有受到细菌感染，可以涂抹类固醇药膏等。在日常生活中，最好穿着透气性良好的文胸，不要穿用化学纤维材料制成的文胸，这样，在一定程度上也能有效预防并帮助治疗乳晕炎和乳头炎。

对症防治

凹陷乳头更要注意清洁卫生

乳头的形状因人而异，既有突出部分较少的"短乳头"，也有呈扁平状的"扁平乳头"，还有凹陷的"凹陷乳头"等，它们都属于正常情况。就拿凹陷乳头来说，有的时候，只要怀孕或婴儿吸乳，凹进去的乳头自然就会凸出。不过，凹陷的乳头容易积藏污垢，患乳腺炎等疾病的概率更高，所以要注意保持清洁。

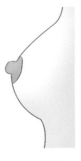

正常乳头

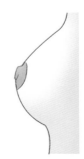

扁平乳头

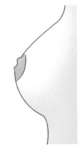

凹陷乳头

乳腺导管内乳头状瘤

在乳头下面的粗大乳腺导管中，长出乳头一样的肿块，这种疾病称为"乳腺导管内乳头状瘤"，常见于 40 ~ 50 岁、有生育经历的女性。由于肿块较小且柔软，不易被发现且无疼痛感，通常通过乳头分泌物发现病情。

主要症状

乳头分泌血色或黄色分泌物、乳管中长出肿块、基本不会有疼痛感。

常被误认为乳腺癌的乳头状瘤

一般情况下，乳腺导管内乳头状瘤好发于输乳管开口部 1 ~ 2 厘米处，肿块大小一般都不超过 1 厘米，再加上它们比较柔软，因此不容易被发现。患者通常是发现乳头出现了分泌物，甚至在分泌物中掺杂着血丝，才会注意到患了乳腺导管内乳头状瘤。患者基本不会感到疼痛，这类肿块一般都是良性的，但也很容易与乳腺癌混淆，所以通常被误认为是乳腺癌。

当发现乳头有分泌物时，先不要慌张，应尽早去医院进行检查。

让自己安心的确诊检查

去医院进行检查时，医生必须先对分泌物的细胞进行化验，确认是否为癌细胞，或者直接将肿块取出来进行活检，确认是否为乳腺癌。有时候，也会通过 X 射线进行确认。只要确诊是良性肿瘤，就没有必要动手术。如果是癌症，通常也属于不会移转的非浸润型乳腺癌。

如果发现是乳腺癌，或者肿块越来越大，分泌物越来越多，就必须进行手术除去病灶。不过，就算是动了手术，患者也有复发的可能，所以在治愈后，仍然需要定期检查。

对症防治

细胞学检查——确认乳头分泌物性质的必要检查

病症疑似乳腺癌时，医生就要从乳房的肿块等发生病变的部位采集细胞用显微镜来进行确认，即细胞学检查，诊断是否为癌症。

当乳头出现分泌物时，可以检查分泌物的细胞（见图①），也可以采用穿刺吸引检查法（见图②），也就是用注射器穿刺病变部分，吸取细胞，再通过显微镜进行观察的方法，此方法适用于出现明显肿块时。当病变部位很小或病灶太硬时，就需要取出病变部位活体组织进行检查。

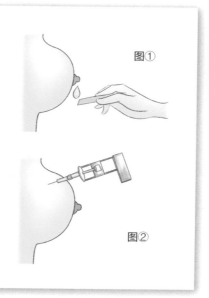

图①

图②

阴道炎

女性的阴道具有自净作用，其中有一种乳酸杆菌负责保持阴道的酸性，具有抑制外来细菌在阴道内增生的功能。但如果阴道的自净作用减弱，外来细菌就会在阴道内增生，并导致阴道内的黏膜发炎，此时就会患上阴道炎。

主要症状

非特异性阴道炎：白带呈黄色、绿色；念珠菌性阴道炎：白带呈白色；萎缩性阴道炎：白带呈褐色。

阴道炎的三大类型及防治对策

非特异性阴道炎

这种阴道炎症主要是由大肠杆菌或葡萄球菌等一些常见细菌引起的。如果阴道内有避孕器等异物，那么治疗前必须先把它们取出来，然后通过化验患者的白带，确认患者感染的细菌种类，再针对某种细菌使用抗生素进行治疗。

念珠菌性阴道炎

这种阴道炎症主要是由于念珠菌感染引起的，患者在抵抗力低时很容易发病。治疗时先将阴道清洗干净，再将抗真菌剂塞入阴道。如果外阴有发炎症状，可用水清洗干净，再抹上软膏进行治疗。一般用药 1 周左右就能治愈。

萎缩性阴道炎

女性更年期后，雌性激素的分泌量会减少，阴道黏膜也随之萎缩，阴道自净作用减弱，再加上阴道本身的滋润度和伸缩性也在逐渐降低，所以就很容易受伤，甚至出现阴道炎症。这种阴道炎症可以通过服药或塞药进行治疗。在进行性行为时，要使用润滑剂滋润阴道黏膜，避免阴道受到伤害。

你明白吗？

阴道炎可以通过性行为互相传播吗？

由于性行为引发的阴道炎症，在近年来有逐渐增加的趋势。这种炎症主要是由滴虫或淋菌引起的，虽然也有可能被马桶坐垫感染或在泡澡时被传染，但大多数情况下都由性行为传播。这类阴道炎通常都是通过乒乓感染的方式在性伴侣之间进行传播的，所以任何一方感染，伴侣双方都有必要同时接受治疗。

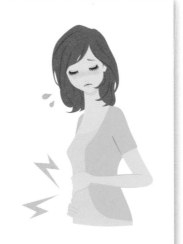

防治阴道炎，不可不知的 Yes & No

Yes

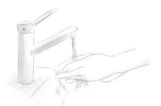

养成便前洗手的习惯

人的双手由于日常活动，常常沾有大量致病菌，这些细菌可以通过侵入阴道而引起感染，引发阴道炎，因此便前洗手也很重要。

No

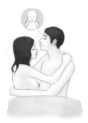

急性感染期禁止性行为

性行为会加重阴道炎症状，也会传染给另一半。症状好转后也应戴避孕套，避免复发、交叉感染。

Yes

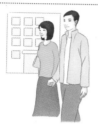

和伴侣一起接受检查

一旦出现明显的阴道炎症状，应与伴侣互相沟通，一起接受检查，因为滴虫性阴道炎等可以通过性行为在伴侣之间互相传染。

No

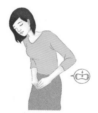

禁止长期不更换护垫

长期不更换护垫会造成阴部潮湿闷热，滋生致病菌。建议尽量少使用护垫，使用时要定时更换。

Yes

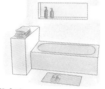

定期清洁浴缸

浴缸中可以藏匿大量致病菌，这些致病菌可能会在你泡澡时趁机侵入阴道，因此要定期对浴缸进行消毒清洁。

No

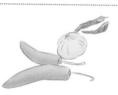

急性感染期忌食辛辣食物

辛辣食物会加重症状，急性感染期应避免食用辛辣食物，同时也应禁止饮酒、抽烟。

Yes

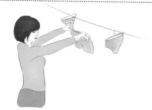

勤换内裤

勤换内裤可以保持外阴的清洁，此外还要注意穿着透气性好的棉质内裤。内裤要单独清洗，并在阳光下晾晒。

No

禁止频繁使用洗液

频繁使用洗液会破坏阴道的酸性环境，减弱阴道的自净作用。每天用温水清洗外阴即可，经期前后可使用温和的洗液。

常见的妇科疾病

181

外阴炎、外阴溃疡

外阴是最容易受感染的部位，内裤、性交、卫生巾、卫生纸、内塞卫生栓等都会对外阴的皮肤造成一定的损伤，又因外阴长期处于闷热的状态，病原菌容易侵入并引发炎症。最常见的外阴疾病就是本节介绍的外阴炎和外阴溃疡。

主要症状

外阴瘙痒、外阴疼痛、外阴红肿。

外阴炎：外阴受细菌感染发炎

外阴有炎症，并伴有发痒或疼痛症状，就是外阴炎。女性的外阴部非常容易受到损伤，如果穿的内裤透气性比较差，使得外阴部不透气，或者使用的卫生棉不适合自己的肌肤，或者受到紧身牛仔裤及束裤的刺激，或者在大小便后未能擦洗干净，以及粗暴的性行为等，都有可能导致外阴炎。

外阴炎的主要症状是外阴皮肤发红，出现瘙痒或刺痛感，严重时小阴唇会红肿，表面会覆盖黏稠的分泌物，甚至化脓。

外阴溃疡：外阴皮肤和黏膜溃烂

外阴溃疡是指患者的外阴部皮肤或黏膜出现溃烂，这主要是由细菌感染所致，或者是通过性行为被传染了疱疹病毒所致。此外，梅毒、外阴结核、白塞氏综合征等也可引起外阴溃疡。

外阴溃疡的主要症状是大小阴唇的内侧出现炎症性溃疡，肉眼可见一个或数个米粒大小到黄豆大小的圆形溃疡，并伴有剧痛。

对症防治

药物治疗，同时保持外阴清洁

不管是外阴炎还是外阴溃疡，在治疗前，都必须先确认致病菌的种类，然后选择相应的抗生素或抗病毒药物进行治疗，有时候也可根据情况使用抗霉菌剂，同时通过抗组织胺剂和止痛剂治疗患处的发痒症状。此外，保持外阴部的清洁也相当重要。大小便后使用卫生纸擦拭时，力度不宜太大，洗澡时也切忌用力搓洗外阴，否则容易伤到皮肤和黏膜，导致症状更为严重。尽量使用热水或者温水轻轻擦洗外阴，在月经期间要经常更换卫生巾，穿透气性良好的内裤。

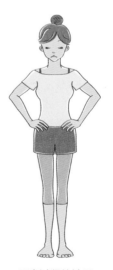

不穿过紧的裤子

巴氏腺炎、巴氏腺囊肿

巴氏腺位于阴道入口的左右两侧。在发生性行为时，它们主要负责分泌能够润滑阴道的黏液。巴氏腺一旦感染细菌，就会引发巴氏腺炎，进一步恶化会导致出口处出现肿块，也就是巴氏腺囊肿。

巴氏腺炎：巴氏腺出口受细菌感染而发炎

巴氏腺受致病菌感染后形成的局部皮肤红肿称为巴氏腺炎。脏手触摸外阴部、不洁净的性生活、不注意月经期间的卫生都可能导致细菌入侵。当炎症变严重导致脓液淤积后，就会出现巴氏腺囊肿。这时疼痛感会加剧，肿块像肿瘤一样鼓起，在性交时会感到疼痛，有时排尿或走路也会比较困难。

治疗巴氏腺炎可根据引发炎症的细菌种类，服用相应的抗生素，有时也可以服用消炎剂或镇痛剂。在治疗中应注意保持外阴洁净。脓液淤积时，可将其切开或进行穿刺使脓液流出来。

巴氏腺囊肿：黏液囤积于出口形成肿块

由于巴氏腺炎的反复发作或分娩时的损伤，巴氏腺的出口处会因炎症而被堵塞，无法排出黏液，于是黏液便会囤积起来，出现囊胞，最后成为肿块，这就是巴氏腺囊肿。患者在没有炎症时不会有疼痛感，小囊肿很难被发觉，囊肿变大后，走路、坐立或性交时会有异物感和轻微的疼痛感。

需要注意的是，患上巴氏腺囊肿后，无论囊肿是不再生长，还是逐渐扩大，都无法自愈。当囊肿变大时，应将其切开，将黏液排出。如果囊肿多次反复发作，应进行摘除手术。

对症防治

预防炎症，掌握擦屁股的正确方式

大便之后，正确的擦拭方式是从前往后擦。如果从后往前擦，容易将大便中的大肠杆菌带到外阴部，从而引发外阴道炎或巴氏腺炎。另外，在擦拭时，千万不要用力过度，如果有条件，最好能用热水清洗，如果马桶有自动冲洗的功能，那么就尽量使用马桶的自动冲洗功能。此外，尽量使用质量较好、较柔软的卫生纸。

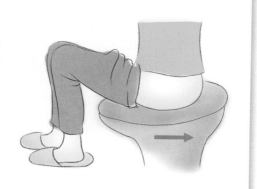

卵巢肿瘤

卵巢是一个复杂的器官，主要负责培育卵子、每月定时排卵、分泌雌性激素等，它是由许多不同种类的细胞构成的。卵巢每次排卵都会受伤，尽管之后很快就能自我修复，但与其他器官相比，卵巢比较容易生长肿瘤。

主要症状

腹部凸起一小块、经期外小腹痛、腰痛、尿频、严重便秘。

早期无自觉症状，定期检查，及早发现

卵巢肿瘤较小时，一般感觉不到明显的症状。一旦出现症状，通常肿瘤已经生长到拳头那么大，此时，腹部会外凸，可能会引起腹痛或腰痛，肿瘤甚至可能挤压到周围的其他器官，从而导致便秘或尿频。有时，即使没来月经，下腹部也会有疼痛感，甚至会感觉自己的腰围粗了一圈。通过超声检查，可以查出肿瘤的大小与肿瘤内的情况。因此，为了有效预防卵巢肿瘤，应定期进行健康检查。

定期追踪检查，必要时开刀切除

一般来说，卵巢肿瘤都比较小，且大都属于良性，只要没出现症状，定期去医院接受追踪检查即可。但是，肿瘤的长度一旦超过5厘米，即使是良性的，也必须通过手术切除。手术方式如下页所列，具体要采用哪种方式，必须根据患者的年龄、怀孕需求与病灶大小等因素决定。

腹腔镜手术是在腹部开洞，放入腹腔镜，然后通过监控屏幕查看的方式进行切除手术。至于卵巢摘除术与其他器官合并切除术，可以采用腹腔镜手术，或者直接在患者的腹部开刀，取出卵巢等器官。

你明白吗？

摘除卵巢后还可以生育吗？

女性左右两侧各有一个卵巢，即使手术摘除了其中的一个，只要另外一个还能正常分泌雌性激素，仍然是可以怀孕的。不过，如果两侧的卵巢都被摘除了，体内的雌性激素就会停止分泌，自然也就无法生育了，并会出现更年期症状。所以，如果还有生育的需求，就必须提前告知医生，医生再根据情况采用适当的手术方式。

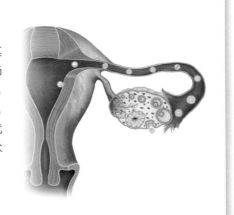

卵巢肿瘤常见的三大类型

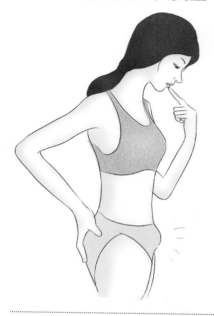

浆液瘤——积满水一样的液体

在所有卵巢肿瘤中，浆液瘤是最常见的一种，大约占所有卵巢肿瘤病例的 30%。这种症状多见于 10 ~ 39 岁的女性。当肿瘤长到拳头那么大时，患者就会发现自己的腹部凸出来了。

黏液瘤——积满黏稠液体

黏液瘤占卵巢肿瘤病例的 10% ~ 20%，患病群体主要是处于更年期的女性。有时候，这类肿瘤能长到头那么大。

畸胎瘤——积满油脂

畸胎瘤多见于成熟女性，在所有卵巢肿瘤病例中占 10% ~ 15%。这种肿瘤内，含有浓稠的油脂成分、牙齿、头发等。这类肿瘤的发病机制至今尚不明确。

卵巢肿瘤手术疗法的 3 种方式

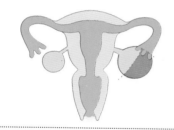

肿瘤切除术——只摘除发病部位

卵巢只要没全部摘除，就能排卵，也能分泌雌性激素，适合有怀孕和生育需求，并且肿瘤为良性的女性。这种方法一般采用腹腔镜手术或剖腹手术。

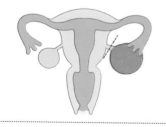

卵巢摘除术——只摘除发病的卵巢

如果肿瘤较大时，就需要将长有肿瘤的卵巢整个摘除。此时，可以采用腹腔镜手术或剖腹手术，患者仍有可能怀孕与生育。

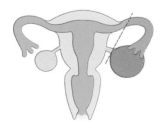

其他器官合并切除术——摘除发病的卵巢和输卵管

肿瘤严重附着在周围器官上，或者肿瘤可能病变为恶性肿瘤，此时就必须将发病的卵巢和输卵管全部摘除，尤其是在极有可能转化为恶性肿瘤的情况下，另一侧卵巢也必须切除一部分进行检查。可以采用剖腹手术或腹腔镜手术。

多囊卵巢综合征

多囊卵巢就是指卵巢内充满了不能排卵的未成熟卵泡。在进行超声检查时，如果发现卵巢表面长了许多连在一起、直径为 5 ～ 10 厘米的珍珠状小囊袋，且有月经不调或绝经的现象，就意味着患者患了多囊卵巢综合征。

主要症状

月经不调、无月经、不孕。

不成熟卵泡聚集造成无排卵

患有多囊卵巢综合征时，由于囊泡间的病态组织会增生，卵巢也会随之变大，但是，多数患者几乎不会产生任何症状，甚至能够正常排卵，月经也很正常，也能正常怀孕。但当包裹卵巢的黏膜变得又厚又硬，导致患者不易排卵时，就会造成月经不调，甚至绝经。此时，只要对患者进行血液检查就能查出异常状况，这种病症被称为"多囊卵巢综合征"。

多数患者开始会表现出月经偶尔到访，渐渐地月经周期变长，最后彻底无月经。没有月经就意味着无排卵，从而导致不孕。此外，患这种疾病后，患者体内雄性激素的分泌量可能会增加，导致患者的体毛变浓，且更容易长青春痘。

采用激素补充法使月经恢复正常

治疗多囊卵巢综合征可以采用激素补充疗法，也就是向患者的体内补充雌性激素，促使月经定时来访。如果想改善不孕的症状，可以追加使用排卵药，促使卵巢排卵，让患者更易受孕。治疗无效时可以进行多囊卵泡切除手术。

如果是身体过于肥胖引起的无排卵，那么只要成功减肥，就能正常排卵，使月经恢复正常。不过，有的病例必须根据情况采用腹腔镜手术来促进患者排卵。

你明白吗？

无排卵就无法怀孕吗？

女性的身体要保持健康，就必须保证正常的周期性排卵、月经，以及雌性激素的分泌。其中，最重要的是排卵，只要卵巢内有发育成熟的卵子从滤泡内排出，就能和精子结合成为受精卵，从而进入怀孕阶段，反之，如果身体没有排卵，自然就不可能怀孕。

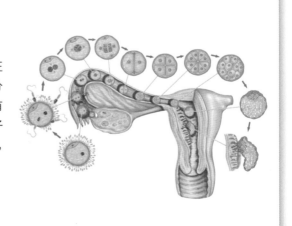

改善多囊卵巢综合征的四大穴位

脾俞穴——健脾和胃、利湿升清

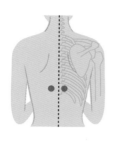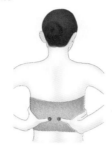

- 位置：位于背部，第11胸椎棘突下，后正中线旁开1.5寸处。
- 取穴：俯卧位，背部第11胸椎棘突下左右旁开两指宽处为该穴。
- 操作：用双手拇指按压脾俞穴1~3分钟。

足三里穴——利胃健脾、补益气血

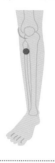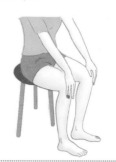

- 位置：膝盖下部、胫骨上突起部位向外两指宽处。
- 取穴：身体端坐，屈膝呈90°，手心对着髌骨（左手对左腿，右手对右腿），手指朝下，无名指端处为该穴。
- 操作：中指指腹垂直按压足三里穴，每日早晚各1次，每次1~3分钟。

中极穴——化气行水、清利湿热

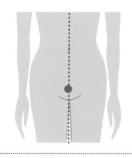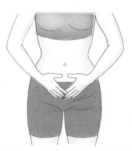

- 位置：前正中线上，脐下4寸处。
- 取穴：双手置于小腹，掌心朝下，大拇指在肚脐下1寸的位置，左手中指指腹所在位置为该穴。
- 操作：左手中指指腹按压中极穴，右手中指指腹按压左手中指指甲，按揉1~3分钟。

命门穴——补肾壮阳、调经止带

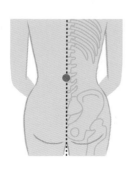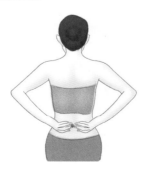

- 位置：后正中线上，第2腰椎棘突下凹陷处。
- 取穴：肚脐对应的背部正中央为该穴。
- 操作：将双手伸至背腰后，拇指在前、其余四指在后，左手中指按压命门穴3~5分钟。

常见的妇科疾病

子宫肌瘤

如果子宫壁中的部分肌肉发生变化，形成一种如肿瘤的东西，就称为"子宫肌瘤"。不过，子宫肌瘤是良性的，与子宫癌不一样，不会威胁到生命健康，一般也不会恶化为癌症。子宫肌瘤会随着雌性激素的旺盛分泌而逐渐变大。

月经量非常多、贫血、尿频、便秘、腰痛。

生长位置不固定的良性肿瘤

在子宫中，任何位置都可能形成肿瘤，子宫内各处肿瘤表现的症状也不太一样。如果将各种肿瘤都包括在内，那么在 30 ～ 50 岁以上的女性中，平均每 3 ～ 4 人中就有 1 人患肿瘤，而其中又以 40 ～ 50 岁的女性为主要群体。这是一种常见于 30 ～ 50 岁女性的疾病，但在年轻女性中，也有人患子宫肌瘤。

治疗的两大依据——症状 & 年龄

子宫肌瘤并不会危害生命健康。如果肿瘤较小，症状也较轻，可以定期检查，对病情进行跟踪。如果症状比较严重，可以采用药物治疗或手术治疗。

如果患者在服药后症状仍然得不到改善，或者肿瘤较大，那么就必须考虑采用手术治疗。手术治疗也分两种：一种是保留子宫，切除肿瘤；另一种是切除子宫。如果患者还有生育的需求，或者患者是年轻女性，那么最好保留子宫。

女性绝经后，体内不再分泌相关的雌性激素，肌瘤会随之变小，在这种情况下，自然没必要采用特殊的治疗手段。

对症防治

子宫摘除术与肌瘤切除术各自有何特点？

子宫摘除术指利用手术将患者的整个子宫摘除，肌瘤自然也就不会复发。手术方式也有两种：一种是在肌瘤较小，没有粘连，且患者有过生产经历的情形下，从患者的阴道进入将子宫摘除；另一种是采用腹腔镜，从患者的腹腔进入将子宫摘除。

肌瘤切除术指单纯切除肌瘤，保留子宫，所以在手术后肌瘤仍然可能复发。治疗时，可以利用腹腔镜或通过剖腹手术切除肌瘤。如果患者子宫内长了多个肌瘤，手术时间就会比较长。如果肌瘤较小，长在子宫黏膜下，也可以通过宫腔镜进行手术。

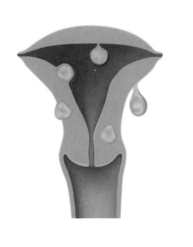

子宫肌瘤的类型及症状

带蒂浆膜下肌瘤

如果浆膜下的肌瘤长出肌茎，看上去像蘑菇一样，那么当肌茎发生扭转时，就会使人产生呕吐或下腹剧烈疼痛的症状。

黏膜下肌瘤

肌瘤长在子宫黏膜（内膜）下面，并且朝着子宫内部生长。在这种情况下，就算肌瘤较小，患者仍然容易在月经期间大量出血，甚至可能不孕。

浆膜下肌瘤

肌瘤长在包裹子宫外侧的浆膜下面，这种肌瘤虽然是朝外侧生长的，但是除非长到一定程度，否则一般不会出现症状，不容易被察觉。

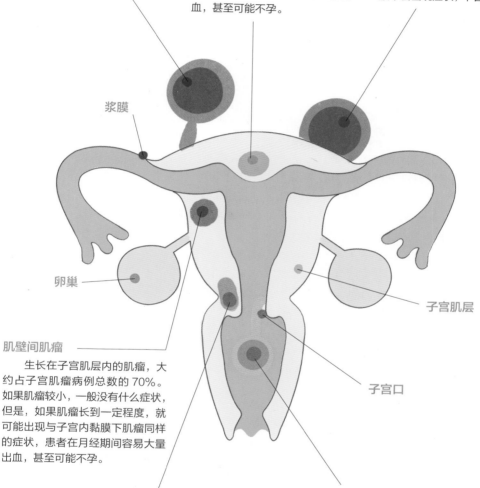

浆膜

卵巢

子宫肌层

子宫口

肌壁间肌瘤

生长在子宫肌层内的肌瘤，大约占子宫肌瘤病例总数的 70%。如果肌瘤较小，一般没有什么症状，但是，如果肌瘤长到一定程度，就可能出现与子宫内黏膜下肌瘤同样的症状，患者在月经期间容易大量出血，甚至可能不孕。

子宫颈肌瘤

子宫颈肌瘤生长在子宫颈一带的位置。尽管在子宫颈生长肌瘤的概率非常低，但因为肌瘤长在这个位置会影响患者分娩，所以孕妇如果患有这类肌瘤，必须采用剖宫产。

有茎黏膜下肌瘤脱出

如果黏膜下的肌瘤长出肌茎，并且朝着子宫口的方向下垂脱出，一直到阴道内，就容易导致出血过多，并引起贫血，尤其是当肌瘤脱出到阴道内时，很可能会使患者的下腹部剧烈疼痛。

子宫内膜异位症

在雌性激素的作用下，子宫内膜每个月都会增生，然后又会剥落，并且随着每个月的经血一同排出体外。但是，如果这种子宫内膜组织在身体的其他部位增生，那就会罹患子宫内膜异位症。

主要症状

严重痛经、腰痛、想吐或腹泻、排便痛、不孕。

子宫内膜"逃出"子宫到别处增生

子宫内膜在增生的时候，会逐渐离开子宫，增生出来的内膜组织每个月都会剥落。但是，由于增生的内膜已不同于正常的子宫内膜，如果剥落下来后又无法排出体外，就只能像巧克力一样囤积在腹部，有时甚至会粘在其他器官上，从而导致各种不适症状的产生。

子宫内膜异位症最常见的症状就是剧烈痛经。其症状发作时，疼痛感逐渐增强，还可能会并发腰痛、想吐或腹泻症状。如果增生的子宫内膜越来越多，即使不在月经期间，患者的下腹或腰部也会疼痛，或者在性行为中感到疼痛，甚至可能导致不孕。20% ~ 40% 的不孕症是由子宫内膜异位症引起的。

治疗的两大方法——药物 & 手术

一般来说，子宫内膜异位症的治疗方式要根据患者症状的轻重而定，也要视患者的个人情况而定。如果患者症状较轻，可以通过服用止痛剂等药物对病情进行控制，然后继续观察一段时间视情况而定。

采用激素疗法可以让病灶变小。也可采用手术治疗，手术既有仅切除病灶部位的保全手术，也有把子宫和卵巢全部摘除的根除手术，需要根据患者是否有怀孕需求来选择。

对症防治

怀疑自己患有子宫内膜异位症该做哪些检查？

子宫内膜异位症不容易被诊断出来。在检查时，主要进行内诊，必要时会进行直肠检查。如果需要了解卵巢中的肿瘤状况和大小，可以通过超声检查。如果需要进一步检查，还可选择磁共振成像（MRI）和血液检查等方式对肿瘤进行详细诊断。一般来说，内诊和超声检查很难查出病变的状况，最后还需要利用腹腔镜等工具进行确认。

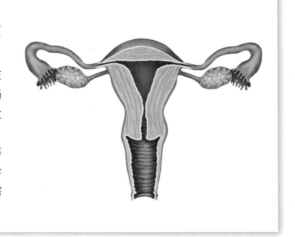

子宫内膜异位症的易发部位及症状

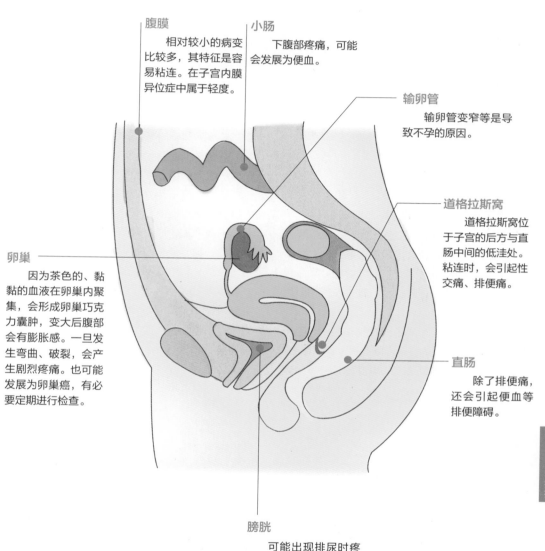

腹膜
相对较小的病变比较多，其特征是容易粘连。在子宫内膜异位症中属于轻度。

小肠
下腹部疼痛，可能会发展为便血。

输卵管
输卵管变窄等是导致不孕的原因。

道格拉斯窝
道格拉斯窝位于子宫的后方与直肠中间的低洼处。粘连时，会引起性交痛、排便痛。

卵巢
因为茶色的、黏黏的血液在卵巢内聚集，会形成卵巢巧克力囊肿，变大后腹部会有膨胀感。一旦发生弯曲、破裂，会产生剧烈疼痛。也可能发展为卵巢癌，有必要定期进行检查。

直肠
除了排便痛，还会引起便血等排便障碍。

膀胱
可能出现排尿时疼痛及血尿。

子宫腺肌症

　　子宫腺肌症是指包裹子宫内侧的子宫内膜进入子宫肌肉层，甚至产生增生的一种疾病。如果患了子宫腺肌症，子宫壁会变厚，子宫也会变大。所以，在确诊之前，这种疾病通常会被误认为是子宫肌瘤。

主要症状

　　月经量过多、贫血、严重痛经、小腹肿胀、性交痛。

患者痛经严重，月经量大

　　如果子宫腺肌症越来越严重，患者在月经期间的月经量可能会大量增加，甚至会引起贫血，或者月经持续时间变长，或者患者痛经越来越严重，等等。有时甚至在发生性行为时也会感到疼痛。

　　目前，人们只知道子宫腺肌瘤的生长与增生和患者体内分泌的雌性激素有关，但实际上，它的发病机制尚不明确。子宫腺肌症并不会威胁到患者的生命安全，但可能会导致不孕。

症状轻时静待观察，症状重时服药控制

　　子宫腺肌症患者一旦绝经，增生的子宫内膜自然就会变小。患者的子宫腺肌症如果症状比较轻，可以服用止痛剂等药物以缓解症状，并继续观察，视情况再定治疗方案。但如果症状越来越严重，那么就和子宫肌瘤、子宫内膜异位症一样，需要服用药物对雌性激素的分泌进行控制，从而达到治疗效果。

　　如果症状非常严重，就要考虑动手术。患者在接受手术治疗时，如果还有怀孕和生育的需求，就只能将病变的子宫内膜削薄。如果患者将来不需要再怀孕、生育，就可以考虑摘除子宫。

对症防治

子宫腺肌症与子宫内膜异位症的症状有何不同？

　　子宫腺肌症与子宫内膜异位症都有严重的痛经症状，但一般子宫腺肌症所导致的痛经要比子宫内膜异位症剧烈得多，而且会随着病情的恶化逐渐加剧。此外，子宫内膜异位症不会出现月经量显著增多的现象，但子宫腺肌症由于肌肉变性，子宫收缩会出现障碍，会导致月经量明显增加、经期延长的现象。

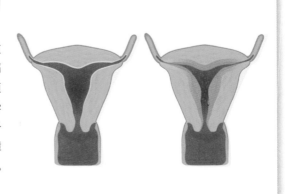

改善子宫腺肌症的四大穴位

气海穴——补中益气、调经止带

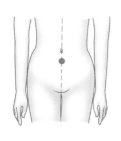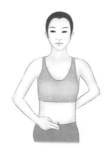

- ●位置：前正中线上，脐下1.5寸处。
- ●取穴：站立，食指与中指并拢在肚脐下，中指边缘处即是该穴。
- ●操作：拇指或食指按揉气海穴1~3分钟。

关元穴——培肾固本、培元补气

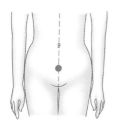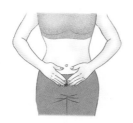

- ●位置：前正中线上，脐下3寸处。
- ●取穴：站立，双手置于小腹，掌心朝下，大拇指与肚脐基本齐平，左手中指指腹处即是该穴。
- ●操作：左手中指指腹按压关元穴，右手中指指腹按压左手中指指甲，按揉1~3分钟。

肾俞穴——温肾助阳、填精益髓

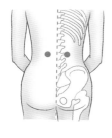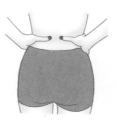

- ●位置：第2腰椎棘突旁开1.5寸处。
- ●取穴：第2腰椎棘突左右两指宽处即是该穴。
- ●操作：双手拇指点按两侧肾俞穴1~3分钟。

三阴交穴——活血化瘀、通经止痛

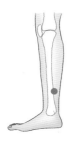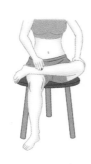

- ●位置：脚内踝尖直上3寸，胫骨内侧面的后缘凹陷处。
- ●取穴：正坐，一脚置于另一腿上，小指置于内踝尖上，五指并拢，食指下即是该穴。
- ●操作：食指或拇指按压三阴交穴1~3分钟。

常见的妇科疾病

子宫脱垂

子宫一般在阴道深处，如果子宫因故下垂到阴道口，称为"子宫脱垂"。如果子宫脱垂的症状很严重，膀胱或直肠都有可能跟随子宫一同下垂至阴道口，导致排尿障碍或排便障碍，甚至部分子宫或整个子宫都会掉出阴道，称为"子宫脱出"。

主要症状

外阴感觉不适、排尿困难、排便困难。

子宫脱垂的两大元凶——生产 & 老化

子宫位置之所以发生异常变化，是由支撑子宫的盆腔韧带和肌肉松弛或退化引起的。随着年龄的增加，肌肉和韧带的弹性会发生退化，所以大多数女性在闭经后会出现子宫脱垂。也有女性在妊娠或分娩后因肌肉和韧带松弛而暂时出现子宫脱垂。

子宫脱垂的 3 个病期

在最初阶段，子宫位于正常位置稍微偏下的部位，随着病情的加重，子宫逐渐向下垂落，

当子宫完全掉到阴道外时，就成了"子宫脱垂"。此外，子宫脱垂与膀胱、尿道、直肠下垂等统称为"骨盆脏器脱垂"，其主要症状有尿频、漏尿、排尿困难等，严重时，会出现尿液无法排出的情况。

根据子宫位置的变化，子宫脱垂可分为 3 期。第 1 期：子宫位于阴道中稍微靠下的状态，即"子宫脱垂"，几乎没有什么症状；第 2 期：子宫的一部分伸到阴道外部的状态，即"不完全子宫脱落"，在阴道口有肿块一样的东西外漏；第 3 期：子宫完全伸到阴道外部，即"完全子宫脱落"，多数情况下伴随着膀胱、尿道、直肠的下垂，还会引起排尿、排便障碍。

对症防治

勤做骨盆底肌体操，防治子宫脱垂

症状不太严重的子宫脱垂，没有必要接受专业的治疗。在排尿中试着中断四五次，或者进行锻炼骨盆底肌的体操，可以改善这种暂时性的症状。这种体操也可以有效预防子宫脱落。若子宫已经脱落，通过体操使其恢复原位是不太可能的，因此，需要提前预防。

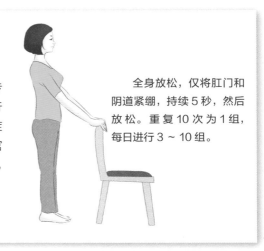

全身放松，仅将肛门和阴道紧绷，持续 5 秒，然后放松。重复 10 次为 1 组，每日进行 3 ~ 10 组。

子宫畸形

子宫畸形属于先天性子宫形状异常，是胎儿期子宫发育停止而造成的。子宫畸形可引起痛经、不孕、习惯性流产等，但并不是所有的患者都有明显症状及都能够诱发妊娠和生育方面的问题。

子宫畸形的四种情况

先天性无子宫　无阴道，卵巢发育正常，第二性征发育不受影响。

始基子宫　子宫很小，仅1~3厘米长，由于并无子宫内膜，因此此无月经，多数伴有无阴道。

实性子宫　子宫形状与正常子宫相似，但无宫腔和子宫内膜，子宫较小。也有存在宫腔的情况，但通常会出现经血潴留及周期性的小腹疼痛。

幼稚子宫　子宫形状、结构正常，但较小，通常呈现极度前屈或后屈。宫颈呈圆锥形，通常较长，外口小。

子宫重复性发育异常的四大类型

单角子宫　子宫偏向一侧，仅有一个输卵管，有宫腔，无宫口。

双角子宫　具有单个宫颈、单阴道，子宫底部稍微向下凹陷，外形呈现双角形。

纵隔子宫　子宫外形正常，宫腔内隔成左右两部分，纵隔有时会延伸至阴道，形成阴道纵隔。

重复子宫　子宫、子宫颈及阴道均被隔成左右两部分。

对症防治

治疗与否取决于自身症状

即使子宫畸形，只要没有对生活和妊娠、生育造成影响，就没有必要接受治疗。

如果通过检查，确认子宫畸形为引起痛经、不孕、流产等的原因时，要进行子宫矫正手术。根据畸形的程度和种类不同，手术的方法也不同，例如，有的采用开腹手术，有的采用宫腔镜手术。患者应认真听取主治医生关于不同手术方法的优点和缺点的介绍之后，再进行选择。

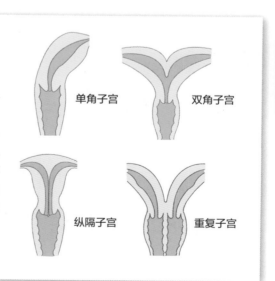

单角子宫　双角子宫　纵隔子宫　重复子宫

常见的妇科疾病

子宫颈息肉

黏膜增生后形成的软软的肿块称为"息肉"，连接子宫和阴道的如同隧道一样的管状结构称为"子宫颈"，当息肉生长在子宫颈内侧时就称为"子宫颈息肉"，这种息肉会从子宫颈口向阴道的方向下垂伸长。

主要症状

经期外出血、白带增多、分泌茶褐色白带。

长在子宫出口处的蘑菇状肿瘤

子宫颈息肉多为良性，且容易复发，多发于 30 ~ 50 岁、有生产经历的女性。子宫颈息肉呈蘑菇状，大小不一，有的像米粒一样大，有的像拇指一样大。息肉的数量也不限于一个，有时会同时长出多个息肉。子宫颈息肉可能会在发生性行为时出血，或者在经期外分泌出褐色的白带。一般认为，当子宫颈部有慢性炎症时容易诱发此病，但关于息肉形成的具体病因至今尚不明确。

子宫颈息肉的两大特征——易出血 & 易复发

由于息肉的组织柔软，且容易充血，因此在运动、排便或性交时容易出血，常见混有血液的茶褐色白带。息肉增大后，当其组织内的血液供应不足时，组织便会坏死，此时就算没有外界的刺激，还是会出现不规则的出血症状。但除了出血，几乎没有其他自觉症状，也不会影响到怀孕和生产。

子宫颈息肉的另一特征是，将息肉通过手术切除后，仍然有复发的可能。这是因为子宫颈息肉多是由子宫颈内的慢性炎症引发的，如果单纯切除息肉，致病菌仍然潜伏在子宫颈的组织内，依然可能再次诱发子宫颈息肉。因此，要想彻底预防子宫颈息肉，就要彻底治疗子宫颈的慢性炎症。

对症防治

几乎没有痛感的手术切除疗法

一般来说，子宫颈息肉都是良性的，就算对之不闻不问也不会出现太大问题。但是如果一定要治疗，可以考虑通过手术进行切除。这种息肉切除手术通常只需要 1 分钟，患者无须住院。

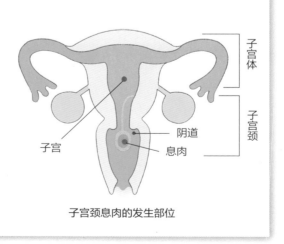

子宫体

子宫颈

子宫   阴道   息肉

子宫颈息肉的发生部位

宫颈炎

连接子宫和阴道的管状结构称为"子宫颈"。子宫颈内壁的黏膜如果因受到细菌的感染等而出现炎症，会使下腹部产生疼痛症状，下体甚至会分泌出具有恶臭味道的黄色脓状白带，这种疾病称为"宫颈炎"。

主要症状

白带增多、白带异味、分泌黄色或黄绿色白带。

子宫颈内壁黏膜受细菌感染所致

多数宫颈炎是由阴道炎上行引起的。阴道内常见的大肠杆菌、葡萄球菌、链球菌是引起宫颈炎的典型致病菌。多数情况下是由阴道的自净作用降低引起的，特别是在阴道糜烂，或人工流产、分娩、性交导致子宫颈出现伤痕的情况下，更易引发宫颈炎。此外，女性忘记拿掉避孕套和卫生棉条也会造成细菌繁殖，引发宫颈炎。近年来，由淋球菌和衣原体感染引发的宫颈炎的发病率正在增加，淋球菌和衣原体感染是由不洁性交导致的。

放任不管则可能导致不孕

宫颈炎的典型症状是白带增多，急性期会分泌具有明显臭味的黄色或黄绿色脓状白带，慢性期则会持续分泌白带，同时会出现下腹疼痛的症状。

宫颈炎如果放任不管，便会慢性化，感染便会一步步祸及子宫，引发子宫内膜炎。一旦细菌继续沿着输卵管进入骨盆，引发骨盆腹膜炎，就很有可能导致不孕。早期的宫颈炎是完全可以治愈的，但如果炎症扩散到深处，症状便会日益严重，治疗的难度和花费的时间就会增加。因此，建议女性朋友们一旦出现宫颈炎明显症状，就应及早到医院妇科进行检查和治疗。

对症防治

必须坚持服用抗生素

宫颈炎的基本治疗方法就是服用抗生素，但要根据确诊的病原菌准确选用。如果是衣原体感染引起的炎症，根据炎症程度可合并使用抗生素和消炎镇痛药，同时也可通过对阴道进行冲洗来消毒。如果积极治疗，宫颈炎通常在 7 ~ 10 天就能治愈，如果自己私自停药会使治疗时间延长，导致无法彻底消灭病原菌。因此，在医生确认治愈前，必须坚持服用抗生素。

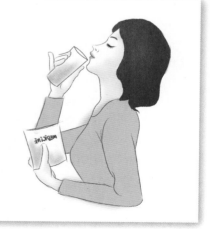

宫颈柱状上皮异位

如果在阴道深处的底部，也就是子宫颈周围出现溃烂，就称之为"宫颈柱状上皮异位"。多数情况下，宫颈柱状上皮异位是由雌性激素引起的生理变化，外界刺激会导致出血。

主要症状

经期外出血、白带增多、白带偏红色。

宫颈柱状上皮异位的两大类型

宫颈柱状上皮异位包括真性糜烂和假性糜烂。

真性糜烂是阴道表面黏膜破损露出下面的组织，有时会伴随宫颈炎、宫颈癌等疾病。

子宫颈部增厚向阴道内下垂，由于覆盖内侧的上皮看上去像是糜烂，但其实细胞本身并没有损伤，这种现象称为"假性糜烂"。假性糜烂多见于雌性激素分泌旺盛的 20 ~ 40 岁的女性，80% ~ 90% 的人都有这种症状。

不过，只要到了更年期或绝经后，随着体内雌性激素分泌量的减少，这种情形自然会大大减少。

除白带增多和少量出血，无其他明显症状

一般来说，宫颈柱状上皮异位是由于受雌性激素的影响，宫颈内口处的黏膜外翻引起的。此时，患者分泌的白色或黄色的白带会增多，在性行为后或经期以外会有少量出血的现象，除此之外，基本上没有其他明显症状。

此外，糜烂和细菌感染容易引起炎症，如果并发炎症，患者分泌的黄色黏性白带就会增多。一旦症状慢性化，还会引起腰痛、尿频、性交痛等症状，严重时还会引起子宫颈阴道部肥大，最终将导致不孕。

对症防治

出现宫颈柱状上皮异位时请接受宫颈癌检查

由于宫颈柱状上皮异位的症状与宫颈癌的初期症状十分相似，因此一旦发现宫颈柱状上皮异位，最好进行宫颈癌的检查。如果排除了癌症的可能性，确定为宫颈柱状上皮异位，只要不是太严重，基本上不需要治疗。如果白带增多或不正常出血的情况比较严重，可对阴道进行冲洗，同时使用含有抗生素的阴道栓剂进行治疗。

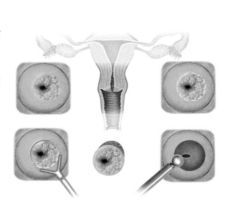

宫颈柱状上皮异位的发生部位

子宫内膜炎

　　子宫内膜炎是指覆盖在子宫内侧的内膜受到链球菌、大肠杆菌、淋菌或葡萄球菌等细菌感染所引发的炎症。子宫内膜炎可进一步发展为子宫肌炎、输卵管炎及骨盆腹膜炎等，使病情加重。

主要症状

　　小腹剧烈疼痛、白带掺杂黄脓或血丝、发热、腰痛。

子宫内膜炎的两大类型

　　按病程的长短，子宫内膜炎可分为两种，即急性子宫内膜炎和慢性子宫内膜炎。

　　急性子宫内膜炎发作时，子宫内膜会充血、水肿，重症者出现化脓现象。主要症状是白带增多，会分泌血性白带或伴有恶臭的白带，有时会伴有发热或腰痛的症状。如果炎症严重，甚至可能会出现呕吐、腹泻或排便疼痛等症状。

　　慢性子宫内膜炎可由急性子宫内膜炎发展而来；也可由长期的输卵管炎或宫颈炎发展而来；宫内有节育器，流产、分娩后少量胎盘残留及胎盘附着部的复旧不全等也可引发慢性子宫内膜炎。慢性子宫内膜炎发作时与急性子宫内膜炎的症状基本相同，同时还会出现月经量过多、下腹疼痛等症状。

致病的幕后元凶——阴道自净作用下降

　　正常情况下，女性阴道呈酸性，可抵御细菌侵入，是人体天然的生理屏障。但在某些特殊情况下，如经期、分娩、流产及各种宫腔操作，会导致屏障作用慢慢减弱甚至消失，细菌就更容易侵入。不注意阴道卫生、经期进行性交及与患有性病的异性性交也会引发子宫内膜炎。

　　此外，女性年老后，雌性激素的分泌量下降，阴道的自净作用也慢慢下降，易患上老年性阴道炎，也会进一步发展为子宫内膜炎。

对症防治

治疗期间严禁泡澡和性行为

　　医生在进行子宫内膜炎的检查时会通过显微镜观察白带的情况，或者用白带培养细菌，确认病症究竟是由哪一种细菌引起的，然后再采用点滴或口服的方式使用抗生素进行治疗，如果情况严重，患者必须住院。患者完全治愈前，需要在家里好好静养，严禁泡澡和性行为，但可以通过淋浴的方式保持身体清洁。

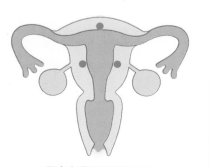

子宫内膜炎的发病部位

子宫附件炎

细菌等病毒从阴道进入，通过子宫颈，一直抵达子宫，最后进入输卵管，从而引发的炎症称为"输卵管炎"。如果输卵管炎继续扩散到整个卵巢，就会成为卵巢炎。通常这两种疾病合并出现，因此把它们统称为"子宫附件炎"。

主要症状

　　高热、剧烈的小腹疼痛、冒冷汗、呕吐、脓性白带增多。

输卵管、卵巢受细菌感染而引起的炎症

　　因性交感染的衣原体和淋球菌是引发子宫附件炎的主要细菌。葡萄球菌、链球菌、大肠杆菌也是子宫附件炎致病菌，多数是由阴道炎、宫颈炎、子宫内膜炎的炎症上行至输卵管和卵巢所致。因此，阴道炎、宫颈炎和子宫内膜炎治疗不彻底也是引发子宫附件炎的原因之一。

　　子宫附件炎严重时，患者会出现 40℃的高热，并伴有剧烈的小腹疼痛，有时还会出现呕吐、不规则出血、脓性白带增多等症状。一旦炎症慢性化，便会出现输卵管、卵巢与周围脏器粘连的现象，同时伴有小腹痛、腰痛、痛经、排尿疼痛等症状。

发炎时的最大忌讳——性行为

　　子宫内膜、输卵管或者卵巢等部位出现炎症时，如果患者正在接受治疗，那么必须好好静养，禁止性行为直至痊愈。如果患者只是轻度发炎，并不需要接受特别的治疗，但同样需要控制性行为。因为在性行为中，患者的发炎部位可能会受到刺激，致使炎症更加严重，甚至还会受到其他细菌的感染。

对症防治

症状轻时用抗生素治疗，症状严重需手术治疗

　　通过对患者的白带等分泌物或血液进行化验分析，确诊患者被感染的细菌种类，然后根据细菌种类进行抗生素治疗。如果患者的症状较轻，那么只要及时治疗，一般 1 周左右即可痊愈，在这段时间，患者最好多多静养。如果炎症特别严重，致使脓液积聚在输卵管或卵巢周围时，可能就要根据情况进行切除手术。

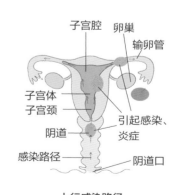

上行感染路径

盆腔腹膜炎

腹部的内侧和内脏表面由一层薄膜覆盖，这层薄膜称为"腹膜"。盆腔腹膜炎就是指盆腔内的腹膜受到细菌感染引发炎症，导致脓液积聚于盆腔内的疾病。盆腔腹膜炎是上行感染的最终阶段，存在病原菌随着血液流动，感染进一步扩散的危险。

主要症状

高热、小腹剧烈疼痛、有呕吐感。

细菌蔓延至盆腔内的腹膜所致

盆腔腹膜炎多数是由于上行感染所致，即若子宫内膜、输卵管、卵巢等部位的炎症恶化，就会扩散到骨盆腔内的腹膜，从而引发盆腔腹膜炎。尤其是性交导致的衣原体感染，相较其他致病菌感染，症状不明显，常常会导致病情延误，使炎症发展到盆腔内，从而引发盆腔腹膜炎。

症状更为严重，更易导致不孕

和输卵管炎、卵巢炎一样，盆腔腹膜炎主

要是由细菌感染造成的，有时也会由盲肠炎引起。盆腔腹膜炎的症状比其他炎症更为严重，患者可能会出现高热或下腹剧烈疼痛的症状，有时还会呕吐。如果患者持续高热，则会导致子宫、卵巢、输卵管或者腹膜等炎症部位过度粘连，甚至长出肿块，后期即使治愈，患者的腹部和腰部仍然可能会经常疼痛。

如果由于粘连导致输卵管变窄，使得精子和卵子不容易通过，那么就容易导致不孕或宫外孕。因此，一旦发现有阴道炎、宫颈炎、子宫内膜炎或子宫附件炎等炎症时，一定不要放任不管，要及早进行治疗，清除炎症，以免将来后悔莫及。

对症防治

住院静养

如果盆腔腹膜炎患者出现严重炎症，那么必须住院，首先要由医生确认患者是被哪一类细菌种类感染，然后再根据细菌种类选择合适的抗生素进行治疗，并使用能够缓解炎症和疼痛感的消炎剂及止痛剂。当炎症慢性化，出现周围组织粘连严重的情况时，可以考虑接受手术进行剥离。一定要坚持接受治疗，直至医生确认治愈。总的来说，盆腔腹膜炎的疗程要根据患者的症状而定，在一般情况下，必须住院1周左右，并需要静养。

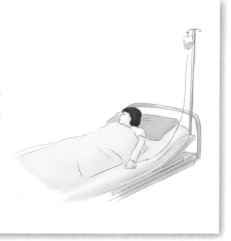

艾滋病

艾滋病即获得性免疫缺陷综合征，是由于感染了能够攻击人体免疫系统的"人类免疫缺陷病毒"（HIV）而引起的，开始时会出现类似感冒症状的潜伏期，此后病情发展迅速，人体免疫力迅速下降。

主要症状

腹泻、疲劳、体重降低、发热、感冒、痰多、淋巴结肿大。

因人而异的潜伏期

艾滋病感染者在感染艾滋病 1 ~ 3 周后会出现类似感冒的症状，之后经历潜伏期。潜伏期因人而异，既有几个月的，也有长达 15 年的。在此期间，虽然没有任何症状，但免疫力会逐渐下降。潜伏期可将艾滋病传染给他人。

潜伏期后，患者免疫力极低，开始出现发热、头痛、腹泻、易疲劳等一系列初期症状。由于此时病情发展迅速，会感染卡式肺孢子菌或口腔、气管、食道的念珠菌等平时不易发生感染的病原菌，出现各种各样的症状。

正确认识艾滋病的检查与治疗

艾滋病的检查首先要采集血液，检查其能否形成艾滋病抗体。由于感染者会形成抗体，所以显示为"阳性"，但并不是感染后马上就会形成抗体。因此，为了得到确切的诊断，应在疑似感染至少 3 个月后再进行检查。如果检查后的结果仍为阳性，就可以确定已经感染了艾滋病。一旦确认感染，感染者周围的人也必须接受检查。

治疗艾滋病时，需要同时服用多种药剂，以抑制病毒繁殖、延缓病情发展。可以完全消除艾滋病的方法至今尚未发现，但是，随着医疗技术的日益发展，及早发现感染，在合适的时期采取适当的治疗手段，可以抑制病毒的繁殖，延缓艾滋病的发病。

你明白吗？

如何与艾滋病患者相处？

艾滋病的传播途径可参看下页，日常生活中，简单的握手、交谈、用餐等行为都不会感染艾滋病，与艾滋病患者相处时不应该表现出厌恶和鄙视等情绪，这对艾滋病患者的心灵会造成一定的伤害。但是如果自己或艾滋病患者皮肤上有伤口、溃烂，以及湿疹等皮肤病，则应避免与其拥抱或握手。

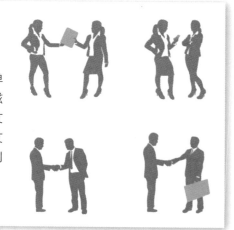

走出误区，科学掌握艾滋病的传播途径

　　艾滋病的感染源主要为感染者的血液、精液和阴道分泌物及母乳，其通过直接接触口腔或性器官的黏膜、皮肤的伤口侵入人体，从而使人体受到感染。泪液、汗液、唾液、尿液等不具有传染性。

　　此外，由于 HIV 是一种置于空气中或水中就会立即死亡的弱性病毒，健康的皮肤接触少许患者的血液不会发生感染。

艾滋病的传播途径		**不会发生感染的行为**	
●血液		●接吻	●共同进食
●精液	**接触** ➡ ●黏膜（口腔、性器官等）	●打喷嚏或咳嗽	●共用浴池和游泳池
●阴道分泌物	●伤口	●共用毛巾	●被蚊子和虫子叮咬
●母乳		●共用卫生间	●接触感染者使用的床

容易发生感染的行为

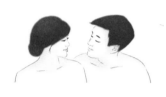

性行为

　　在一般的性行为中，口交、肛交是最常见的感染方式。为防止感染艾滋病，应从性行为的开始一直到结束都使用避孕套。

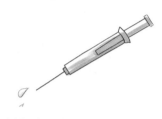

注射器的重复使用

　　静脉药瘾者共用受艾滋病病毒污染的、未消毒的针头及注射器，感染的概率非常大。

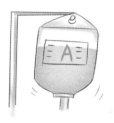

输血

　　输入艾滋病患者的血液，或移植艾滋病患者的脏器等都可能被感染。

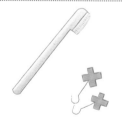

共用剃刀、耳环或牙刷

　　由于这些物品使血液有接触伤口或黏膜的可能性，所以与他人共用这些物品是很危险的。牙刷也可能沾染血液，也应避免共用。

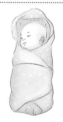

妊娠、生育

　　无论在妊娠中还是在分娩时，都有将艾滋病病毒从母体传染给婴儿的风险。感染者在妊娠初期就应该进行艾滋病检查，当有感染的可能性时，可服用一些预防母子感染的药物进行治疗或进行剖宫产手术。

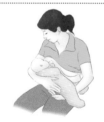

哺乳

　　当母亲是艾滋病感染者时，母乳内也会含有艾滋病病毒，这时应尽量避免母乳喂养，可用奶粉代替母乳。

常见的妇科疾病

乳腺癌

本节名词

❶ 癌细胞

癌细胞由正常细胞在各种致癌因素作用下突变而来，经多年生长可形成肿瘤，是癌症的病源，具有无限生长、转化和转移三大特点，很难消灭。

❷ 湿疹

湿疹是由饮食、感染、遗传等多种内外因素引起的表皮及真皮浅层的炎症性皮肤病，具有瘙痒难耐、对称分布、反复发作等特点。若长期不愈，则患处皮肤可增厚、粗糙，触之较硬，并出现色素沉着的病变。

发病率第一的可怕"杀手"

近年来，随着乳腺癌患病人数的激增，乳腺癌已经成为全球范围内发病率最高的妇科癌症，而且发病人群日渐趋于年轻化。乳腺癌是由乳管及乳腺出现恶性肿瘤导致的疾病，其发病原因至今尚未有明确的结论，通常认为是饮食习惯或外界因素造成人体内分泌紊乱及免疫力下降，进而导致乳腺组织异常增生，从而诱发乳腺癌。另外，遗传因素也是重要的原因之一，通常母亲或姐妹有乳腺癌病史的女性患乳腺癌的概率要远远高于其他人。

出现这些症状时应提高警惕

乳房凹陷 癌细胞❶扩散波及皮肤时会导致乳房出现凹陷和变形。

乳房变红 非哺乳女性的乳房变红，应引起注意。

乳头凹陷 肿瘤附近的组织发生纤维化，日常牵扯会造成乳管系统的萎缩，从而导致乳头凹陷。

乳房肿块 可能是乳腺癌的初期症状，有的人腋下会出现肿块。

乳头分泌异物 乳头分泌血色或黄色分泌物，有时甚至掺杂血丝。

乳房溃烂 如果肿瘤位于乳房的浅表位置，则会导致皮肤的溃烂，通常情况下，乳房溃烂会导致无法进行开刀手术。

背部疼痛 当癌细胞转移到背部时，会压迫脊椎，导致背部疼痛。

乳头发痒 若乳头出现发痒、脱屑、结痂等现象且按照湿疹❷治疗半个月无效后，应尽快到医院做乳房检查。

乳腺癌高发人群

- 母亲或姐妹中有患乳腺癌者
- 嗜酒、嗜烟，饮食不健康者
- 30 岁以上的未婚女性
- 子宫癌、卵巢癌患者
- 月经初潮早、绝经晚者
- 长期接触辐射源者
- 未曾生育和哺乳者
- 生育年龄较大者
- 肥胖者

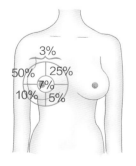

乳腺癌发病部位的概率

预防乳腺癌的两大法宝——自检 & 医检

乳腺癌是可以通过自我检查及时发现的。乳腺癌的早期治疗中，有 90% 是可以完全治愈的，因此，乳房自检便显得尤为重要。

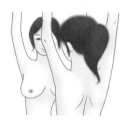

20 岁后，每次月经结束的 1 周后进行乳房自我检查（P53）。

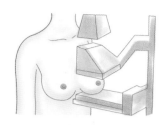

30 岁后定期到医院进行乳房检查（P73）。

熟悉乳腺癌的检查流程

问诊

询问本人既往病史及家族史，把握症状

视诊、触诊

检查乳房和腋下有无凹陷、变形、肿块

X 线检查、超声检查

乳房专用 X 线照相术是用板子将乳房夹成平状，用 X 线摄影进行检查；年轻人等乳腺发达的乳房，使用超声检查更容易发现肿瘤。

细胞学检查

发现肿块后用注射器的针刺入肿瘤，吸取细胞，检查细胞是良性还是恶性。乳头有分泌物时，要检查其分泌物。

活体组织检查

在细胞学检查无法判断肿瘤良性或恶性的情况下，要采集肿瘤组织进行观察诊断。

MRI 检查·CT 检查

通过详细的影像学诊断，确定肿瘤的位置与范围。

按部就班治疗乳腺癌

病程	症状	疗法
0 期	癌只限于乳管或乳腺小叶等病变部位	乳房温存术、放射法或胸筋温存乳房切除术
Ⅰ 期	肿块小于 2 厘米，未向腋窝淋巴结转移	Ⅰ 期－Ⅲ a 期：手术前进行化疗。根据肿块大小采取乳房温存术、放射疗法或胸筋温存乳房切除术
Ⅱ 期	a 期：肿块小于 2 厘米，向腋窝淋巴结转移；或肿块小于 2 厘米，未转移 b 期：肿块 2.1 ~ 5 厘米，开始向腋窝淋巴结转移	
Ⅲ 期	a 期：肿块小于 2 厘米，向腋窝淋巴结转移，固定在其周围组织；或者肿块小于 2 厘米，未转移，但胸骨内淋巴结肿胀；肿块大于 5.1 厘米，转移	
	b 期：肿块固定在胸壁或皮肤浮肿、糜烂 c 期：肿块向腋窝淋巴结和胸骨内侧淋巴结转移，向锁骨上方及下方淋巴结转移	Ⅲ b、Ⅲ c 期：原则上来说要采取药物疗法和放射疗法。有时会采取手术前药物疗法，进行手术，手术后辅助疗法的方法
Ⅳ 期	向其他脏器转移	主要采取药物疗法，根据情况采取放射治疗与手术治疗

常见的妇科疾病

乳腺癌的西医治疗方法

西医采取将手术疗法、放射疗法和药物疗法三种疗法相结合的方式对乳腺癌进行治疗。首先通过手术将肿瘤切除，然后在术后通过药物疗法、放射疗法使小的癌细胞不再繁殖。

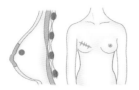

手术疗法

手术疗法主要分为胸筋温存乳房切除术和乳房温存术两种。如果想要进行乳房重建，一般采取皮下乳腺全摘除术。

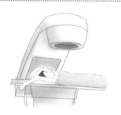

放射疗法

放射疗法是用放射线照射癌组织，以达到"杀灭"癌细胞的一种治疗方法。与乳房温存术相结合可有效预防手术后乳腺癌的复发。

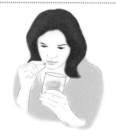

药物疗法

药物疗法包括使用激素、抗癌药剂、分子靶向药物三种，主要用于抑制手术后可能残留在体内的微小癌细胞的繁殖，是一种辅助疗法。

乳腺癌的中医预防和调理方法

中医认为，乳腺癌是由正气虚亏、外邪侵袭、情志内伤、忧思郁怒、先天禀赋不足或饮食失调等多种原因造成的。可以用饮食、中药及按摩的方法对乳腺癌进行预防和调理。

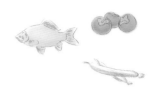

饮食疗法

乳腺癌患者在治疗期间适宜食用以下几类食物：抗感染的食物，如鲫鱼、番茄、白果、葡萄等；消水肿的食物，如薏米、丝瓜、赤小豆、海带、荔枝等；止痛的食物，如茴香等。

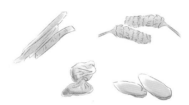

中药疗法

肝郁气滞型乳腺癌，可以服用"逍遥散"，逍遥散具有疏肝理气和养血的功效，瓜蒌、夏枯草、白芷具有软坚化结的功效，山慈姑有抗癌作用。

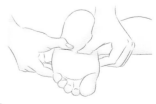

按摩疗法

脚底分布着人体各组织器官的反射区，日常生活中，可通过按摩脚底对身体进行有效的刺激，不仅可以预防乳腺癌，对于其他疾患也有一定的防治效果。

赶走疼痛的术后按摩法

乳腺癌术后第1天至拔管后2～3天可对合谷穴、劳宫穴进行按摩，同时可按摩手术一侧的上手臂。手术4天后即可对乳根穴、云门穴进行按摩，同时可对背部进行拍打。按摩可有效缓解手术疼痛、预防水肿，还能防止上肢及肩部麻木。

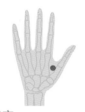

合谷穴

手背虎口处，第二掌骨一侧。

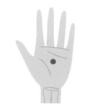

劳宫穴

手掌中央稍稍靠上的凹陷处。

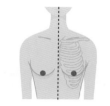

乳根穴

乳房根部，乳头的正下方，平第5肋间隙。

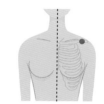

云门穴

锁骨外侧端下缘三角窝中心处。

恢复元气的术后保健操

手术后的保健从手术当日做活动手指、屈肘等简单的运动开始，3天后要积极地用手术侧的手进行洗脸、刷牙、换衣服、吃饭等日常行为，使其能够自然地活动。5～7天后，即可在医生指导下做一些保健操。

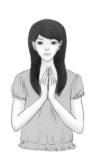

抬肩运动

手心相对，置于胸前，边吸气边上举，然后边吐气边回归原位。

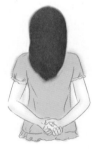

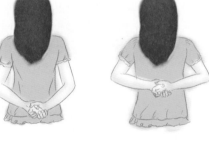

背部抓痒运动

双手在背部交叉，滑动手背，一边吸气一边向上滑动，然后边呼气边回归原位。

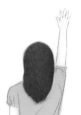
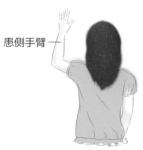

患侧手臂

爬墙运动

面向墙壁站立，将未接受手术一侧的手臂高举起，在指尖可以够到的位置做个标记。以此为目标，将患侧手臂逐渐向上伸展。

宫颈癌

本节名词

❶ **人乳头状瘤病毒（HPV）**

人乳头状瘤病毒是一种直径为 55 纳米的小分子 DNA 病毒，现已知的人乳头状瘤病毒有 100 多种基因型，其中有 30 余种会感染人类生殖器官的皮肤及黏膜，造成疾病。

❷ **免疫力**

免疫力是人体自身的防御机制，是人体识别和消灭外来侵入的异物（病毒、细菌等），处理衰老、损伤、死亡、变性的自身细胞，以及识别和处理体内突变细胞和病毒感染细胞的能力。

发病比例最高的子宫癌症

在全部子宫癌中，宫颈癌的发病比例占 60% ~ 70%，属于女性高发癌症。宫颈癌是发生在子宫颈口附近的扁平上皮细胞癌，主要是由靠近阴道侧的子宫颈黏膜病变为癌细胞导致的。

性行为变成了致命杀手

医学界至今不明确宫颈癌的病因，只知道它主要是由人乳头状瘤病毒（HPV）❶感染引起的。一般认为，男性生殖器的分泌物中含有人乳头状瘤病毒，会通过性行为传染给女性。性行为较早、性伴侣较多，或怀孕、生育次数较多的人，容易患宫颈癌，可能就是由这种病毒造成的。其实只要有性行为，就算年龄不大，仍然有患宫颈癌的可能。但是，即使感染了人乳头状瘤病毒，也不一定会发展为癌症，通常认为是由患者免疫力❷低下及抽烟等原因造成的。

初期难察觉，定期体检很重要

在宫颈癌的初期，患者几乎没有什么明显症状，最先出现的信号，就是不正常的出血和白带异常。在性行为后出血，其实也是宫颈癌的症状之一。有时候，月经的持续时间会变长，如果癌细胞继续生长繁殖，患者会出现下腹疼痛、腰痛或不容易排尿等症状，甚至可能出现排血尿和血便的症状。

一般能察觉到明显症状时，癌细胞往往已经扩散，所以要坚持定期体检，才能及早发现病情。年龄在 30 岁以上的女性，最好每年进行宫颈癌的筛检。在筛检时，通常会采取宫颈刮片的方式进行检查。

宫颈癌高发人群

- 性伴侣或丈夫有包皮垢者
- 性伴侣较多者
- 怀孕、生育次数多者
- 性经历较早者
- 宫颈柱状上皮异位或宫颈裂伤者

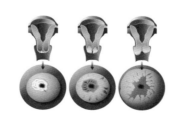

宫颈癌的发病部位

熟悉宫颈癌的检查流程

宫颈癌的检查、诊断一般按以下步骤进行。

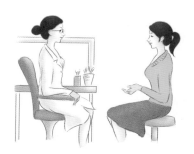

1. 问诊

询问月经周期、妊娠、生育的经历和症状等，初步掌握患者状况。

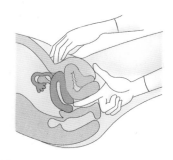

2. 内诊

通过触诊或视诊来检查阴道内和子宫有无异常。

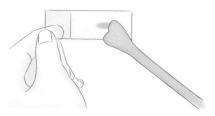

3. 细胞学检查

用棉棒或刮刀之类的工具采集细胞，在显微镜下检查有无异常的细胞，并进行等级分类。这是一种很简单的方法，操作时没有疼痛感。

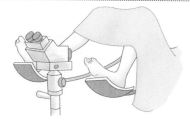

4. 腔镜诊

通过细胞学检查发现异常时，用阴道镜将宫颈部的表面放大，以便更加仔细地观察。在检查过程中，没有疼痛感，即使有出血也可以立刻止住。

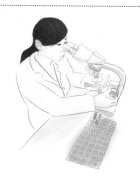

5. 活体组织检查

从通过阴道镜检查发现的异常部位采集小块病变组织，在显微镜下进行检查，可以得知宫颈癌的程度和类型。

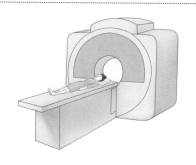

6. MRI 检查、CT 检查

可以检查癌细胞是否扩散到其他脏器或淋巴结。

宫颈癌不同病程的对应治疗

	病期		症状	疗法
O期	子宫颈的表面病变为癌细胞		有时白带会很多	在子宫入口部分以圆锥形的方式进行切除
I期	**a 期** 癌细胞扩散到黏膜深处，深度在5厘米以下	**b 期** 癌细胞扩散到黏膜深处，范围仍在子宫颈	茶褐色的白带变多，性行为或排尿时可能会出血	在Ia期初期可以采用O期的治疗方法，或者直接摘除子宫。从a期后期开始，必须摘除子宫、卵巢、输卵管和周围组织及淋巴结，手术后也要根据病情采用放射疗法进行治疗
II期	**a 期** 癌细胞扩散到阴道上半部	**b 期** 癌细胞扩散到子宫附近	茶褐色的白带持续变多，性行为或排尿时会出血	必须摘除子宫、卵巢、输卵管，以及周围组织和淋巴结，有时甚至需要切除阴道壁。手术后也要根据情况采用放射疗法进行治疗
III期	**a 期** 癌细胞扩散到阴道下半部的1/3处	**b 期** 癌细胞扩散到骨盆壁上	下腹疼痛，由于骨盆壁的神经受压迫，有时候也会腰痛或脚痛	很难进行手术治疗，只能采用放射疗法治疗，有时候也会同时进行化疗
IV期	**a 期** 癌细胞扩散到膀胱和直肠黏膜	**b 期** 癌细胞扩散到全身	癌细胞扩散到膀胱与直肠，可能出现血尿和血便，身体也会变得比较虚弱	无法手术治疗，只能同时采用放射疗法和化疗

子宫内膜癌

本节名词

❶ 恶性肿瘤

　　恶性肿瘤也就是癌症，可破坏人体组织、器官的结构和功能，引起坏死出血、合并感染，导致患者最终可能因器官功能衰竭而死亡。

❷ 筛检

　　筛检是指应用快速、简便的实验、检查或其他方法，从表面健康的人群中发现那些未被识别的可疑病人或有缺陷者。疾病筛检是早期发现疾病的一种有效手段，是有助于早期诊断和治疗的重要方法。

子宫内膜细胞病变为恶性肿瘤

　　子宫癌有两种：一种是宫颈癌（P208），另一种是子宫内膜癌，子宫内膜癌就是子宫内膜细胞病变为恶性肿瘤❶，在所有子宫癌中，这类病例占 30% ~ 40%，最近数年，患者数量有逐年增加的趋势。

　　一般来说，只要子宫内膜在每个月的月经周期内剥落，那么就算细胞本身异常，发展成癌症的概率也很小。但是，如果排卵不规律者，或者在绝经后不再来月经者，细胞朝恶性方向病变，就有可能停留在子宫内，增加子宫内膜癌的发生率。

突然持续出血，然后又突然停止

　　子宫内膜癌的主要症状就是患者会不正常出血，并且是毫无前兆地突然持续性出血，然后又突然停止出血。如果这种不正常的出血症状一直持续下去，应尽快去医院检查。有时候，患者的白带会变成脓状，甚至散发出恶臭，还可能会出现排尿困难、排尿疼痛、性交疼痛、下腹疼痛等症状。

40 岁后每年都要接受子宫内膜癌筛检

　　一般来说，只要定期接受检查，就能及早发现癌症。目前，在一些单位为职工提供的免费体检项目中，也包括对子宫癌的筛查，但通常都以宫颈癌为筛查对象。所以，年龄在 40 岁以上的人，最好同时接受子宫内膜癌的筛检❷。

　　如果患者有不正常的出血现象，务必要尽快去医院的妇产科进行检查，尤其是在更年期内出现的不正常出血现象，通常会被误认为是月经不调，从而错失及早发现病情的机会，因此需要特别留意。

常见的妇科疾病

子宫内膜癌高发人群

- ●正在接受乳腺癌或更年期综合征的激素疗法者
- ●直系亲属中有人患过乳腺癌或大肠癌者
- ●患有糖尿病和高血压者
- ●没有生育经历者
- ●绝经年龄较晚者
- ●处于绝经前后者
- ●身体肥胖者

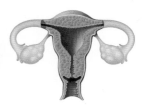

子宫内膜癌的发病部位

熟悉子宫内膜癌的检查流程

子宫内膜癌的检查、诊断一般按以下步骤进行。

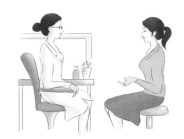

1. 问诊

询问月经周期、妊娠、生育的经历和症状等，初步掌握患者状况。

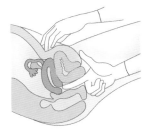

2. 内诊

通过触诊或视诊来检查阴道内和子宫有无异常。

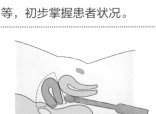

3. 超声检查

将超声器具放入阴道来检查子宫内部，观察内膜的厚度，当内膜变厚时，即可认为出现了异常。同时还要检查卵巢。

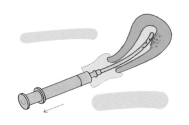

4. 细胞学检查

将细的软管从阴道插入子宫内部，采集内膜细胞，然后通过显微镜来观察有无癌细胞。与宫颈癌的细胞学检查相比较，会有轻微的疼痛感和出血状况。

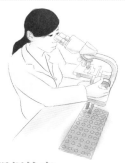

5. 活体组织检查

在细胞学检查中发现疑似癌细胞时，用细长的匙一样的器具刮取子宫内部的组织，在显微镜下进行诊断，是判断癌的种类的重要检查。做该检查时会有强烈的疼痛感，所以在检查之前有时要进行麻醉。

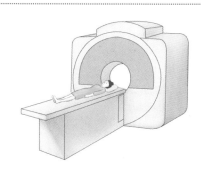

6. MRI 检查、CT 检查

通过之前的检查断定为癌后，再进行影像学检查来观察癌的扩散范围及其与周围脏器的关系。

子宫内膜癌不同病程的对应治疗

病期			症状	疗法
O期 子宫内膜表面病变为癌细胞			经期的出血时间变长，或者经期外仍然有出血现象，白带稍微变多	切开腹部摘除子宫、卵巢、输卵管，如果有生育需求，可以采用子宫内膜搔刮术和激素疗法
I期 **a 期** 癌细胞停留在子宫内膜上	**b 期** 癌细胞扩散范围为子宫肌内层 1/2 以内	**c 期** 癌细胞扩散范围为子宫肌内层 1/2 以上	与 O 期一样，出血症状会持续较长时间，会分泌出茶色的白带	I a 期治疗方法与 O 期一样，I b 期与 I c 期一样，除了切除子宫、卵巢和输卵管，癌细胞容易转移的淋巴结也要切除
II期 **a 期** 癌细胞扩散到子宫颈黏膜	**b 期** 癌细胞扩散到子宫颈黏膜以外		症状与 I 期一样，但有时白带会散发出恶臭味，甚至出现腰痛症状	进行广泛子宫摘除术，连同子宫周围的组织一并切除，包括容易转移癌细胞的淋巴结，必要时需同时采用放射法进行治疗，并服用抗癌剂
III期 **a 期** 癌细胞从子宫扩散到卵巢、输卵管、腹水	**b 期** 癌细胞扩散到阴道处	**c 期** 癌细胞扩散到骨盆和大动脉周围的淋巴结	症状与 II 期一样，但茶色或掺有血丝的白带会持续分泌，患者甚至会出现高热、贫血等症状	很难再进行手术治疗，如果有机会就会采用广泛子宫摘除术，一同切除淋巴结，必要时，同时采用放射疗法进行治疗，并服用抗癌剂
IV期 **a 期** 癌细胞扩散到膀胱和直肠黏膜	**b 期** 癌细胞扩散到全身各部位		症状与 III 期一样，但会出现恶臭的茶色白带，也会出现腹痛、腰痛等症状	动手术也无法充分治疗，只能在手术时同时采用放射疗法进行治疗，并服用抗癌剂

常见的妇科疾病

卵巢癌

本节名词

❶ 腹膜炎

腹膜炎是由细菌感染、化学刺激或损伤引起的外科疾病，通常有腹痛、腹肌紧张、恶心、呕吐、发热等症状，严重时可致血压下降和全身中毒性反应。

❷ 腹水

人体正常状态下腹腔内会存有少量液体（一般少于 200 毫升），具有润滑肠道蠕动的作用。腹水则是指病理状态下腹腔内的液体量超过 200 毫升的状态。

发生在卵巢内的恶性肿瘤

一般来说，卵巢癌有两种：原发性卵巢癌和继发性卵巢癌。不过，90%以上的卵巢癌都是原发性的。"原发性"就是指就像卵巢囊肿一样，卵巢内的细胞发生病变成为肿瘤，后来又继续恶化成癌细胞。"继发性"就是指胃癌或乳腺癌等其他器官内的癌细胞转移到了卵巢上，从而引发卵巢癌。

初期几乎无症状，明显察觉时为时已晚

卵巢的大小如大拇指，所以，即使患了卵巢癌，也很少会出现明显的症状。卵巢癌可分为不容易转移型和容易转移型。不容易转移型的患者在卵巢变大后，下腹部能摸到肿块，或者当变大的卵巢挤压到膀胱或直肠时，造成尿频或便秘，这时患者才会发现病症。容易转移型则很容易转移到腹膜上，造成腹膜炎❶，并且由于腹水❷累积过多，致使腹部肿胀，此时才会发现异常。卵巢癌发现时通常已为晚期，有生命危险。

通过超声和血液化验进行检查

卵巢位于子宫左右两侧，即使其中一个卵巢完全被癌细胞占据，只要另外一个依然可以发挥作用，就能够持续排卵，也就能维持正常的月经。因为卵巢位于身体内侧，不能像子宫一样，通过取出其中的黏膜或细胞进行检查，所以这种病很难被及早发现。

要检查卵巢癌，必须先进行超声检查，确认卵巢内的状况，然后抽血，通过肿瘤标记，检查血液中是否有卵巢癌分泌出来的物质。

卵巢癌高发人群

- 使用排卵诱发剂、进行激素补充治疗者
- 直系亲属中有人患过卵巢癌者
- 子宫内膜异位症患者
- 多囊卵巢综合征患者
- 骨盆内有炎症者
- 没有生育经历者
- 身体肥胖者

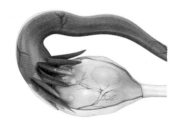

卵巢癌的发病部位

熟悉卵巢癌的检查流程

卵巢癌的检查、诊断一般按以下步骤进行。

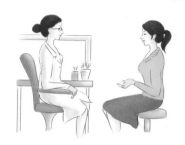

1. 问诊

询问月经周期、妊娠、生育的经历和症状等，初步掌握患者状况。

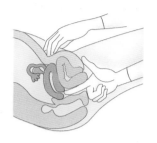

2. 内诊

通过触诊来观察卵巢和子宫部位有无肿胀及其大小和位置。

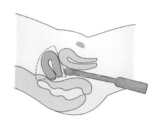

3. 超声检查

将超声器具放入阴道来检查卵巢和子宫的状况，并确认卵巢肿瘤的大小和位置。

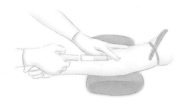

4. 血液检查

检查若干肿瘤标本，来判断其为良性还是恶性。若癌症尚处于早期，有时通过肿瘤标本无法检查其性质。

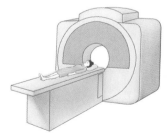

5. MRI 检查、CT 检查

进一步详细确认肿瘤的大小、位置、性状，检查有无腹水，以及肿瘤与周围脏器的关系及转移状况等。

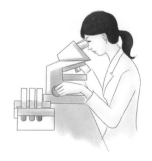

6. 细胞学检查

如果腹腔有积水，应采集腹水检查有无癌细胞。

常见的妇科疾病

卵巢癌不同病程的对应治疗

病程		症状	疗法
I 期	只有一侧或两侧的卵巢中有癌细胞	几乎没有任何症状	发病初期可以摘除患病一侧的卵巢和输卵管（未来有怀孕需求），但一般情况下，会同时摘除两侧的卵巢、输卵管、子宫和大网膜，有时甚至要切除周围的淋巴结。手术后也要视情况继续进行化疗
II 期	除了卵巢，癌细胞还扩散到子宫和输卵管等部位	除了下腹部突出，腰围变粗，几乎没有任何症状	必须摘除卵巢、输卵管、子宫、大网膜及周围的淋巴结，手术后再继续进行化疗
III 期	除了卵巢、子宫和输卵管，癌细胞扩散到了下腹部各处	触摸下腹部，能摸到肿块，还会出现便秘、尿频等症状	必须摘除卵巢、输卵管、子宫、大网膜及周围的淋巴结等，手术后再继续进行化疗
IV 期	除了卵巢、子宫、输卵管和腹腔，癌细胞还扩散到了肺、肝等器官	发热、贫血、体重减轻、容易疲劳等	为了确认癌症的种类，需要切除部分正常器官进行检查并接受化疗